栄養食事療法シリーズ ⑦

思春期・妊娠期の疾患と栄養食事療法

食思不振症
つわりと妊娠悪阻
妊娠高血圧症候群
妊娠糖尿病

建帛社
KENPAKUSHA

編者

渡邉 早苗　女子栄養大学教授
寺本 房子　川崎医療福祉大学教授
田中 明　女子栄養大学教授
工藤 秀機　文京学院大学教授
柳沢 幸江　和洋女子大学教授
松田 康子　女子栄養大学准教授
高橋 啓子　四国大学教授

刊行にあたって

　科学の進歩・発展がもたらす影響は，人々の生活をより便利に，より効率良い方向へと向かわせ，平均寿命は延び続けている。"健康で長生き"は誰しもの願いであり，生活と健康の質に多くの人たちが関心を持っている。

　現在，生活習慣病の予防が国民的課題となり，メタボリックシンドロームの予防を目的とした特定健康診査及び特定保健指導（平成20年4月）が始まった。

　21世紀は高齢社会と少子化時代を迎えて，要介護高齢者や生活習慣病者の増加をはじめ，医療制度の改革や食環境の変化の中で，健康の維持・増進には一人ひとりが確かな知識とスキルを身に付けていなければならない。食事に関するマネジメントやケアは高齢者や傷病者にとってはQOLの向上のための支援であり，そのためには健康と病気の関わり，食べ物や調理についての正しい認識を持ち，これらを食生活に展開する能力（実践力）が必要である。

　近年では，メディアを通じてさまざまな情報が流れ，例えば特定の食品やサプリメント，ダイエット法などの効果が誇大に取り上げられている。地球環境の温暖化の問題やスローライフなどの生活スタイルへの回帰を考えると，従来の食材料をバランスよく組み合わせ，さらにそれらを調理し，食事に整えるテクニックを誰もが持つことが望まれる。

　日本人の40歳～50歳代の三大死因は悪性新生物（がん），心疾患，脳血管疾患である。中高年は肥満，糖尿病，脂質異常症，高尿酸血症など，何らかの疾病を抱えて生活しており，これらの疾病は食生活との関わりが大きい。

　本シリーズは，身近な疾病とライフステージで見られる特徴的な疾病を取り上げ，その概要と栄養食事療法についての考え方，さらに食事計画が自分でできるようになるために必要な学習内容を盛り込み，個々人に適した食事計画ができ，さらに，料理のバリエーションごとに，栄養量や調理法のポイントが学べる実用書である。

　家庭において利用できるばかりでなく，管理栄養士・栄養士養成施設に学ぶ学生の教科書，参考書としても大いに役立つものと思っている。本シリーズがより多くの人々に使用されることを願いつつ，今後も諸氏のご批判を頂きながらより使いやすい書にしたいと願っている。

平成21年1月

編者一同

「栄養食事療法シリーズ」の構成と特徴

　本シリーズは，栄養食事療法を実践する方々，栄養食事療法について学んでいる学生，現在臨床の場で実践中の管理栄養士・栄養士の方々に，さまざまな身体状況（病態）を考慮し，ライフスタイルや嗜好にあわせた治療食の食事計画ができるスキルが身に付くことを目的として編集しました。

本シリーズの構成

　栄養食事療法は１品，１食で成り立つものではなく，また，１日限り実践すればよいというものではありません。日々の積み重ねと長期に継続していくものです。そこで，本シリーズでは，栄養食事療法を継続するうえで必要となる病気の知識，栄養食事療法の知識および実践応用に必要なモデル献立の３つの章に分け，それぞれの疾患ごとにまとめてあります。

　病気の解説は医師によりわかりやすく書かれています。栄養食事療法の解説と食事計画：献立例は臨床に携わっている管理栄養士によってすぐに実践・応用できるよう記載されています。献立はすべてカラー写真で示し，料理名，材料と分量，作り方，栄養素量が示されています。さらに栄養食事療法や献立作成に役立つワンポイントメモを随所に掲載しました。

本シリーズ各疾患ごとの構成

病気の解説	疾患の概要，検査と診断，治療
栄養食事療法の解説	栄養食事療法の考え方，栄養基準，栄養食事療法の進め方，食事計画（献立）の立て方，栄養教育
食事計画：献立例	１日のモデル献立（１〜７日） 組み合わせて使用する料理例（単品メニュー） 主食，汁，主菜（魚，肉，大豆，卵・乳類），副菜（緑黄色野菜，淡色野菜，海藻・きのこ，いも類），デザート・間食

モデル献立と単品メニューの活用

　本シリーズの最大の特徴は，１日のモデル献立の主菜や副菜がそのほかの料理と自由に交換ができるように考えて，主食，汁，主菜，副菜，デザート・間食に分けた単品メニューを掲載してあることです。１日のモデル献立写真の見開きページに，その献立のポイントとともに組合せ献立例を *variation* としてあげました。嗜好，家族構成（環境），地域性などのライフスタイルに合わせて変更・調整してください。さらに，それら組合せ料理例のレシピと料理写真のページには，栄養食事療法実践に必要な調理のポイントやさまざまな食品の特徴などについてのワンポイントアドバイスを１品ずつに掲載しています。これらをヒントに，入れ替えや組み合わせによりメニューの幅がぐっと広がることを期待しています。　（*variation* については，本シリーズに掲載していない料理などもあります。）

　なお，索引ページに各巻のすべての献立名を掲載しました。献立名での検索に役立ててください。

栄養バランスの確認

　1日のモデル献立では，糖尿病，腎臓病については栄養食事療法で用いられている食品交換表での単位数を掲載しました。そのほかの疾患では，栄養バランスが一目でわかるように「食事バランスガイド」で用いられているコマを掲載して，1日分の献立の栄養バランスを示しました。たんぱく質や脂質の制限がある疾患では，コマバランスが悪い日もあると思いますが，逆に，これはその疾患の栄養食事療法のポイントと考えてください。

全巻セット付録：
栄養計算 CD-ROM

　献立の栄養量は，栄養計算ソフト「エクセル栄養君 ver4.5」（建帛社発行）を用いて計算し，10冊の全献立を1枚のCD-ROMに収め，全巻セットに組み入れました。「エクセル栄養君 ver4.5」を事前に準備すれば，セット付録のCD-ROMを「エクセル栄養君」にアドインして，栄養量の再調整が可能となります。このテクニックを利用して，管理栄養士・栄養士養成施設に学ぶ方々は，各疾患の栄養食事療法についての考え方と疾患の理解，食事計画のスキルアップをするための学習教材として活用してください。また，ご家庭においては，季節の食品やその日の食材に自由に置き換え，栄養量の確認ができます。献立のバリエーションを増やす一助としてください。（詳しい使い方は，CD-ROMに添付してある資料を参照してください。）

＊CD-ROMは，全巻セット販売にのみ付いています。CD-ROMのみの別売はございません。

献立・料理の栄養計算，PFC比，食事バランスガイドの算出方法について

1. 献立・料理の栄養計算は，五訂増補日本食品標準成分表（以下五訂増補食品成分表）に基づき，建帛社「エクセル栄養君 Ver4.5」で栄養計算をしている（小数点以下の四捨五入により「1日の栄養量」の合計値が朝・昼・夕・間食の合計値に一致しない場合がある）。この成分表に収載されていない食品は代替食品を使用するか，公表されている参考値をエクセル栄養君 Ver4.5 にユーザー登録して栄養計算を行った（ユーザー登録をして栄養計算をしている食品は，10巻セット付録のCD-ROM内のユーザー食品登録ファイル参照）。これらの成分値は，五訂増補食品成分表に収載されている栄養素のすべてが収載されていないので，栄養計算時には登録されていない栄養素は「0」として計算されている。

2. 献立例のPFC比（エネルギー％）の計算は次の式によって計算している。

　　P比（エネルギー％）＝たんぱく質（g）×4（kcal）／総エネルギー（kcal）×100
　　F比（エネルギー％）＝脂質（g）×9（kcal）／総エネルギー（kcal）×100
　　C比（エネルギー％）＝100−（Pエネルギー％＋Fエネルギー％）

3. 食事バランスガイドの「つ（SV）」は次の値によって計算（少数第1位を四捨五入）している。

　　主食＝ごはん，パン，めん類等の炭水化物40gを1つ（SV）　　副菜＝野菜，きのこ，いも，海藻，種実の合計重量70gを1つ（SV），野菜ジュースは140gを1つ（SV）　　主菜＝肉，魚，卵，大豆等のたんぱく質6gを1つ（SV）　　牛乳・乳製品＝牛乳・乳製品のカルシウム100mgを1つ（SV）　　果物＝果物の重量100gを1つ（SV），果汁100％ジュースは200gを1つ（SV）

目 次

「栄養食事療法シリーズ」の構成と特徴 …………………………………5

食思不振症　11

食思不振症の医学 …………………………………12

Ⅰ. 食思不振症の概要 ……………………………………12

Ⅱ. 食思不振症の検査と診断 ……………………………12

Ⅲ. 食思不振症の治療 ……………………………………13

栄養食事療法 …………………………………14

Ⅰ. 栄養食事療法の考え方 ………………………………14
　①食思不振症の特徴 …………………………………14
　②栄養食事療法の目的 ………………………………14
　③入院治療が必要となる場合 ………………………14
　④経口摂取の基本 ……………………………………15
　⑤食事摂取後にみられる問題行動の防止 …………15

Ⅱ. 栄養基準 ………………………………………………16

Ⅲ. 栄養食事療法の進め方 ………………………………16
　①基本的な考え方 ……………………………………16
　②食品や料理の選択 …………………………………17
　③盛り付けの工夫 ……………………………………17
　④食事環境 ……………………………………………17

Ⅳ. 食事計画（献立）の立て方 …………………………18
　①献立の立て方 ………………………………………18

Ⅴ. 栄養教育 ………………………………………………18
　①栄養アセスメント …………………………………19
　②治療中の対応 ………………………………………19
　③体の維持に必要な基礎的な知識を正しく理解する …………19

食事計画 ｜ 献立例：3日分 …………………………20

献立例1（800 kcal）………………………………………20
献立例2（1,000 kcal）……………………………………24
献立例3（1,200 kcal）……………………………………28

組合せ料理例 …………………………32

主食 ………………………………………………………32

汁 ……………………………………………………………… 34
　　　主菜 …………………………………………………………… 35
　　　副菜 …………………………………………………………… 37
　　　デザート・間食 ……………………………………………… 38

つわりと妊娠悪阻　39

つわりと妊娠悪阻の医学 ……………………………………… 40

Ⅰ．つわりと妊娠悪阻の概要 ……………………………………… 40
Ⅱ．つわりと妊娠悪阻の診断 ……………………………………… 40
Ⅲ．つわりと妊娠悪阻の治療 ……………………………………… 41

栄養食事療法 …………………………………………………… 42

Ⅰ．栄養食事療法の考え方 ………………………………………… 42
　①つわり ……………………………………………………… 42
　②妊娠悪阻 …………………………………………………… 42

Ⅱ．栄養基準（栄養補給） ………………………………………… 43
　①妊娠時の食事摂取基準 …………………………………… 43
　②妊娠初期に特に必要とされる栄養素 …………………… 44
　③妊娠悪阻の場合 …………………………………………… 45

Ⅲ．栄養食事療法の進め方 ………………………………………… 46

Ⅳ．食事計画（献立）の立て方 …………………………………… 46

Ⅴ．栄養教育 ………………………………………………………… 47
　①つわりや妊娠悪阻の場合 ………………………………… 47
　②妊娠以前の場合 …………………………………………… 47

食事計画｜献立例：3日分 …………………………………… 48

　献立例1（1,800 kcal） ………………………………………… 48
　献立例2（1,800 kcal） ………………………………………… 52
　献立例3（1,800 kcal） ………………………………………… 56

組合せ料理例 …………………………………………………… 60

　主食 …………………………………………………………… 60
　汁 ……………………………………………………………… 62
　主菜 …………………………………………………………… 64
　副菜 …………………………………………………………… 68
　デザート・間食 ……………………………………………… 71

妊娠高血圧症候群　75

妊娠高血圧症候群の医学 ……………………………………………… 76
　Ⅰ.妊娠高血圧症候群の概要 …………………………………… 76
　Ⅱ.妊娠高血圧症候群の検査と診断 …………………………… 76
　　①検査の概要 ………………………………………………… 76
　　②妊娠高血圧症候群の検査 ………………………………… 77
　Ⅲ.妊娠高血圧症候群の治療 …………………………………… 78

栄養食事療法 …………………………………………………………… 79
　Ⅰ.栄養食事療法の考え方 ……………………………………… 79
　　①適正なエネルギー量摂取による体重管理 ……………… 79
　　②食塩制限をする …………………………………………… 79
　　③たんぱく質は適量を摂取する …………………………… 79
　Ⅱ.栄養基準 ……………………………………………………… 79
　Ⅲ.栄養食事療法の進め方 ……………………………………… 80
　　①基本的な考え方 …………………………………………… 80
　　②栄養基準の実際 …………………………………………… 81
　Ⅳ.食事計画（献立）の立て方 ………………………………… 81
　　①献立の考え方 ……………………………………………… 81
　Ⅴ.栄養教育 ……………………………………………………… 83

食事計画 ｜ 献立例：3日分 …………………………………………… 84
　献立例1（1,800 kcal）………………………………………… 84
　献立例2（1,800 kcal）………………………………………… 88
　献立例3（1,800 kcal）………………………………………… 92

組合せ料理例 …………………………………………………………… 96
　主食 ………………………………………………………………… 96
　汁 …………………………………………………………………… 97
　主菜 ………………………………………………………………… 99
　副菜 ………………………………………………………………… 101
　デザート・間食 ………………………………………………… 103

妊娠糖尿病　105

妊娠糖尿病の医学 …………………………………… 106
Ⅰ.妊娠糖尿病の概要 …………………………………… 106
Ⅱ.妊娠糖尿病の検査と診断 …………………………… 106
Ⅲ.妊娠糖尿病の治療 …………………………………… 107

栄養食事療法 …………………………………………… 108
Ⅰ.栄養食事療法の考え方 ……………………………… 108
①栄養食事療法の目的 …………………………………… 108
②適正なエネルギー量 …………………………………… 108
③その他の栄養素 ………………………………………… 109
④食事の仕方 ……………………………………………… 109
Ⅱ.栄養基準（栄養補給）……………………………… 109
Ⅲ.栄養食事療法の進め方 ……………………………… 110
①糖尿病食品交換表を利用した献立作成 ……………… 111
Ⅳ.食事計画（献立）の立て方 ………………………… 111
①献立の立て方 …………………………………………… 111
②献立作成のポイント …………………………………… 112
Ⅴ.栄養教育 ……………………………………………… 112
①基本的な考え方 ………………………………………… 112
②指導のポイント ………………………………………… 113

食事計画│献立例：3日分 …………………………… 114
献立例1（1,800 kcal）…………………………………… 114
献立例2（1,800 kcal）…………………………………… 118
献立例3（2,000 kcal）…………………………………… 122

組合せ料理例 …………………………………………… 126
主食 ………………………………………………………… 126
汁 …………………………………………………………… 127
主菜 ………………………………………………………… 128
副菜 ………………………………………………………… 130
デザート・間食 …………………………………………… 132

巻末資料 …………………………………………………… 136

料理さくいん ……………………………………………… 138

食思不振症

食思不振症の医学 ……… 12
医師：坂本　忍（東京医科歯科大学）

栄養食事療法 ……… 14
管理栄養士：芦川修貳（実践女子短期大学）

食事計画｜献立例 ……… 20
管理栄養士：芦川修貳（実践女子短期大学）

組合せ料理例 ……… 32
管理栄養士：芦川修貳（実践女子短期大学）

食思不振症の医学

I. 食思不振症の概要

　女性は思春期発来に従い，卵巣のエストロゲンにより，乳房，腰部に体脂肪が蓄積し，いわゆる「女性らしい」体型に発達し，初経を迎えます。そして，間脳−下垂体−卵巣系の内分泌機能と周期性を獲得します。そのためにも，一定の体重と体脂肪が必要とされています。近年，過食と運動不足（外遊びしない）などから，小児期からの肥満症が増加していますが，その一方で，女性の極端な「やせ願望」が顕著になってきているのも事実です。思春期女性では適正体重であるにもかかわらず，誤った「やせ願望」から，減食，節食を行い，体重減少を引き起こし，続発性無月経や月経不整が起こっています。また，現代のストレス社会では，神経性食思不振症・神経性無食欲症（anorexia nervosa）の発生率が急増し，若年女性では500人に1人の割合ともいわれています。10代後半は最大骨塩量（peak bone mass）が個々のレベルで決まってくる時期でもありますので，この時期での栄養障害・月経異常は将来の骨粗鬆症の誘因ともなっています。

II. 食思不振症の検査と診断

　体重減少による無月経は，視床下部における性腺刺激ホルモン放出ホルモンの分泌低下により，2次的に下垂体機能低下を引き起こした結果であるといわれ，胃腸障害などの消化器疾患，糖尿病・甲状腺機能亢進症などの内分泌疾患，悪性腫瘍や精神疾患を除外した心身症的摂食障害のない体重減少性無月経と区別します。この体重減少性無月経は，よりスリムに格好良く美しくなりたいという願望から節食・減食して，急激な体重減少の結果としての続発性無月経であり，体重減少も標準体重の−15〜−18％程度が多く，食行動異常も極端なものはなく，努力目標的食事制限であり，病識もあります。
　一方，神経性食思不振症では，完璧主義，強迫観念保持などの基礎的性格があり，思春期特有の受験，就職，学校・職場での人間関係などの心理的・社会的ストレスが加わり，それらからの回避行動と考えられる場合も多く認められます。一般に，30歳以下の女性で，拒食・過食・隠れ食いなどの食行動異常を中心に，標準体重の−20％以上の体重減少が3カ月以上続き，無月経を伴い，抑うつ症状や妙に活発などの精神症状や行動異常も認められます。また，誤ったやせ願望や自分の身体へのゆがんだイメージや妙なこだわり，体重増加への病的な恐怖心や体重減少への優越感を抱き，病識に欠けています（表1）。

表1 神経性食思不振症の診断基準

厚生労働省調査研究班
1. 標準体重の−20％以上の「やせ」
2. 食行動の異常
3. 体重・体型についてのゆがんだ認識
4. 30歳以下の発症
5. 無月経
6. 「やせ」の原因と考えられる器質的疾患の不在

米国精神医学会DSM-IV
1. 年齢と身長に対する正常体重の最低限，またはそれ以上を維持することの拒否
2. 体重が不足している場合でも，体重が増えること，または肥満することに対する強い恐怖
3. 自分の体重または体型の感じ方の障害：自己評価に対する体重・体型の過剰な影響，または現在の低体重の重大さの否認
4. 初経後の女性の場合の無月経

III. 食思不振症の治療

　体重減少前の体重，または標準体重の90％以上の体重回復を目標にします。しかしながら，初期治療における体重回復指導は，逆効果のことが多いので，「体重のこと」はあまり触れないようにします。まず，生命の危険が存在する場合は，中心静脈栄養などによる栄養確保や医学的治療が優先されます。同時に，精神療法が必須のため，心療内科や精神科とのチーム医療での取り組みが行われます。婦人科的無月経治療は経過をみながらの取り組みになります。

　婦人科的無月経治療の対象は，体重が回復している無月経症例（30％強）で，精神的にも安定している既婚者を原則としますが，未婚女性にも精神的な自信と安定感を与えるために治療を行うことがあります。性ステロイドホルモンを補充して月経様消退性出血を何度か繰り返し，間脳−下垂体系に周期性を呼び起こし，下垂体機能の回復を期待します。またこれは，骨量減少症の治療にもなります。次は，クロミフェンによる排卵誘発療法を行います。さらに，治療困難な挙児希望症例には，十分な観察のもとにゴナドトロピン療法を行います。しかしながら，残念なことに重度の体重減少症例や3年以上の無月経症例では治療抵抗性が強く，排卵，妊娠は期待できない場合が多くみられます。

栄養食事療法

Ⅰ. 栄養食事療法の考え方

❶ 食思不振症の特徴

食思不振症では，多くが成長期とりわけ成長スパート期[*1]にあたる思春期の女性に多くみられます。周囲からみるとやせ過ぎているのに，体重が増えることをおそれて，食事を極端に少なくし，低体重を維持しようとする行動が目立つという特徴があります。

食思不振症は，身体そのものの病気ではなく，本質的な食欲不振ではないのに食事の摂取量が減り，不自然にやせていく病気です。食行動としては，人前で食事をしたがらない，夜中に起きて食べる，一度に食べる（一口に入れる）量が少量となる，食品へのこだわりが強い，揚げ物を敬遠するおよび食事時間が長くなるなどの傾向がみられます。

一方，このような症状の場合は食事の摂取量が少ないために，やせていても活発に運動したり元気いっぱいな生活態度を続けます。食べることに対する制限がエスカレートしてくると，飢餓状態（低栄養状態）に陥ります。低栄養状態が続くと，脳の食行動をつかさどる神経系に影響し，適切な食行動が一層困難になります。そして，無月経，脱毛および低体温などの症状が出てきます。精神的にも不安定になり，イライラ，不安，憂うつ感が強くなります。また，時には，飢餓の反動で過食に走り，その行為の後悔から吐いたり，下剤を使用したりすることがあります。

本人の病識が薄いことから，自ら医療機関を受診することが少なく，家族や友人など周囲の人たちに説得され，しぶしぶ病院等を訪れるケースがほとんどです。このため医療機関で受診するころには，やせや節食などの病状が相当進んでいます。

[*1] 思春期（11～13歳ごろ）にみられる身体の急激な成長期をいう。

❷ 栄養食事療法の目的

食思不振症の治療における栄養食事療法の目的は，低栄養状態を改善するための適切な食事摂取パターンを習得し，適正な体重への回復を図ることにあります。異常な低栄養状態からの一刻も早い脱出とともに，自ら食事がとれるようにし，規則的な食事リズムを回復させ，1日3回決められた時間に，決められた量の摂取を目指します。最終目標は，規則正しい，バランスのよい食事ができるようにすることです。

❸ 入院治療が必要となる場合

食思不振症は，外来での治療が主体です。身体的な健康状態が心配なケー

スや精神的症状（重症なうつ状態や自傷行為の懸念）があるケースでは，入院治療が施行されます。

身体的な健康状態が心配なケースは，低体重（BMI *2 が13.0以下），急激な体重減少，食べようと思っても身体が食べ物を受けつけない，脱水，低体温および顕著な浮腫などがみられる場合です。過食・嘔吐を繰り返す場合では，電解質異常（カリウム値の低下）が出現することがあります。また，食思不振症の経過が長い場合では，飢餓の状態に起因する前述のような症候が出現します。

生命の危機が予測されるような重症例では，他の治療に先立って強制栄養法が施行されます。生命維持のための手段として，経管栄養法，中心静脈栄養法および末梢静脈栄養法により，栄養状態の改善を図る必要があるためです。このような病状にあるケースでは，入院して内科的な治療を行います。

また，食思不振症の原因の1つに家庭環境があります。外来治療の経過の観察から，家族から離すことにより環境を変えることが有効と判断される場合には，入院治療が検討されます。

*2 Body Mass Index。体重kg/（身長）² cmで算出し22.0が標準，18.5未満はやせ。

❹ 経口摂取の基本

栄養食事療法は，肥満に対する恐怖の意識レベルを低減させることを目標に，安心して食べられる低エネルギーの食事から開始し，全量の摂取を基本とします。

治療効果の判定は，残食量の評価にとどめず，必ず体重の増加を確認して行います。肥満の恐怖は，イメージの中だけにあるので，適量のエネルギー摂取では太らないことや適正体重が維持できることを，実体験させることが重要となります。

❺ 食事摂取後にみられる問題行動の防止

食思不振症では，通常，食事をとると太ってしまうと考え，食べることに対する恐怖感を持っています。そのため，周囲の誰からの説得にも応じようとせず，抵抗することが多くなります。無理強いすると食後に吐くか，食事を隠したり捨てたりして食べたと報告したりします。また，過度の運動や速歩などの身体活動によって，エネルギーを消費しようとする行動に出ることがあります。

入院治療では，周囲に気付かれないように食後嘔吐するケースが多いことから，食事前に排尿・排便を済ませ，食後直ちに1～2時間安静に過ごします。低エネルギーの食事であることを理由に，ベッド上で安静に過ごすように勧めるとともに，食事の摂取状況や摂取エネルギーの評価に対して，体重の増加が伴わない場合には食後の嘔吐の確認が必要です。

II. 栄養基準

食思不振症に適応する栄養基準（食事基準）は，基本的には一般治療食の栄養管理に準拠し，「日本人の食事摂取基準」に基づいて行います。ただし，該当する年齢階級の推定エネルギー必要量を段階的に下回る複数の栄養基準とし，相対的に高たんぱく質を考慮した治療食*3 とします。

*3 たんぱく質のほかには鉄やカルシウムなども多めに摂るよう心がける。

表2

エネルギー（kcal）	たんぱく質（g）	脂質（g）	炭水化物（g）	食塩相当量（g）
800	40	15	120	6未満
1,000	45	25	150	7未満
1,200	50	30	180	8未満
1,400	55	35	210	9未満
1,600	65	40	240	10未満
1,800	75	45	280	10未満
2,000	85	50	310	10未満

III. 栄養食事療法の進め方

❶ 基本的な考え方

主治医からの指示エネルギーは，インフォームド・コンセントにより本人が納得しているエネルギー量となっています。提供する治療食は，管理栄養士や栄養士が指示エネルギーに合わせて作成した献立に沿って調製されているので，安心して摂食できる食事です。

強制栄養食事療法が必要な急性期を過ぎたら，経口摂取を検討します。通常，1日800～1,000 kcal 程度の食事から開始します。比較的低エネルギーの食事から開始するのは，習慣化した胃の摂取能力や機能の低下による腹部膨満感，吐き気，胃部の不快感などの症状を低減するためです。

開始時の主食は，消化管への負担を考慮して，全がゆとしますが，症状や嗜好などにより，主食や副食の形態を選択します。不足する栄養量は鼻腔などからの経管栄養法により補います。

1日800～1,000 kcalの食事*4から開始し，毎食残さず摂取させることを目指します。確実に全量摂取できるようになったことを確認してから，少しずつ増量します。食事に時間がかかっても，全量摂取したときには誉め，食べられないときには強制しないことが大切です。開始当初には，食べられないことに管理栄養士などが無関心を装うことも有効といわれています。

*4 コンパクトで栄養価の高い食品を選び見た目では低エネルギーと思わせる食事。

　提供した料理の全量摂取ができるようになったら，数日から2週間程度の間隔で食事量を漸増します。通常200 kcalずつ段階的にエネルギーをアップしていくことが多く，最終的には2,000 kcal程度の経口摂取を目指します。

　経口摂取導入の初期には，スムーズに全量摂取を実現するため，本人の嗜好をある程度取り入れた食事の内容とすることも大切です。また，献立作成にあたっては，治療期間が長期にわたることが多いので，料理や使用食品に季節感を持たせ，行事や歳時などにちなんだイベントメニューなどを積極的に取り入れ，変化に富んだ献立となるように工夫します。

❷ 食品や料理の選択

　食思不振症の場合，炭水化物（特に主食の米），エネルギーの高い食品（肉類や魚類などの主菜）や油脂の多い料理などを敬遠します。その一方で，ノンカロリーや低エネルギーの食品*5のみを口にする傾向がみられます。治療食にも，これらの食品や料理を希望します。

*5 きのこ類，海藻類，こんにゃく，生野菜サラダ，水分の多い果物など。

　しかし，好んで食べたがる食品をすべて容認すると治療が成り立たなくなります。乳糖不耐症およびアレルギー以外は，原則的に嗜好は考慮せず，多様な食品がバランスよく摂取できることを基本に栄養計画を作成します。

　食思不振症では，便秘の訴えが多くみられます。食物繊維を多く含む食品を，毎食必ず取り入れるようにします。

❸ 盛り付けの工夫

　食思不振症では，食事を見ただけで満腹感を感じてしまうことが多いので，量的に多く見えないよう少なめに盛り付けます。思春期の女子が多いことから，使用する食器の大きさや色彩などにも配慮し，食事は苦痛ではなく楽しいと感じられるように，料理の彩り，配置なども工夫します。

❹ 食事環境

　毎食同じ環境で食事をとるよりも，昼食は弁当にして庭や公園などで，ピクニック気分にしてみたり，また，手巻きずしやクレープのように自分で手を加えて食べるようにするのも，食事に対する意識の変化につながります。

Ⅳ. 食事計画（献立）の立て方

❶ 献立の立て方

1. 1日のエネルギー量を朝食・昼食・夕食の3食に配分します。1食のエネルギー量は，指示量の約1/3を目安とします。
2. ノンカロリーや低カロリーの食品を多用せず，多様な食品を使用してバランスを整えます。
3. 低エネルギー料理に偏ることなく，指示エネルギーの範囲内で油脂類や種実類などを使用した料理も取り入れます。
4. 管理栄養士や栄養士が作成した献立であることを根拠に安心して喫食するので，日々の食事全体のボリュームに大きな違いが出ないように配慮します。
5. 食事を見ただけで満腹感を感じてしまうことが多いので，1料理（1皿）あたりの食品使用量は，通常の使用量の5～7割程度とします。
6. みそ汁，スープなどの汁物や牛乳，野菜ジュースなどの飲み物は，食事の摂取を妨げる要因となることがあるので，盛り付け量を減らす，普通サイズからミニサイズに変更するなどの配慮を行います。
7. 骨塩量の低下を来たしているケースが多いので，カルシウムを多く含む食品を十分に使用します。
8. 便秘を訴える場合が多いので，食物繊維を多く含む食品を積極的に取り入れます。

Ⅴ. 栄養教育

　食思不振症は，心理的な障害，身体的な障害および栄養学的な障害を来たす疾患であることから，通常の栄養食事指導に比べて，カウンセリングの要素が強くなります。特に，入院治療では，治療の開始とともに食事摂取後のベッド上での安静に加えて，ラジオ・テレビ，読書，電話，手紙，家族や友人との面会などの行動を禁止します。治療が進行するなかで，提供された食事を全量食べることができ，体重の増加が認められたときに，禁止事項を1つずつ解除していく方法が採用されます。

　行動療法が効果を上げ，全量摂取を実現させるためには，栄養食事指導が重要です。食思不振症は，思春期に特有な誤ったボディ・イメージに由来しているところから，栄養食事指導の実施にあたっては，適切な栄養アセスメ

ントに基づく体格や健康状態についての説明，また，バランスのとれた食事を摂取することの重要性などについて，繰り返し継続的に指導する必要があります。

❶ 栄養アセスメント

体重や体脂肪の変化率は，最も手軽に用いることができる栄養アセスメント指標[*6]です。しかし，本人が体重を操作したり，過大に修正申告する場合もあります。体重以外に，定期的に実施されている血液，生化学および内分泌検査のデータを確認しておき，健康状態について数字を用いて説明するように心がけます。

*6 栄養状態を把握するために測定し，栄養量の決定に用いる。

❷ 治療中の対応

栄養食事指導開始当初は，食事摂取量に改善が認められない場合にあっても，食事摂取に関する指摘を行うことはせず，専門的な栄養食事指導も行いません。献立の内容などについての質問があった場合にだけ，対応するようにします。

治療の進行に伴い食事に対する不安や苦痛などの訴え，反抗的な言動や態度が出てきます。これは，治療効果の現れととらえます。この段階では，本人の発言を確認するための質問にとどめ，否定も肯定もせず，ひたすら聞くことに徹します。

また，食思不振症では，さまざまな言動，行動および要求などで，管理栄養士等の知識や力量を試そうとします。栄養食事指導の実施にあたっては，指導者サイドの意義づけを明確にしておく必要があります。

❸ 体の維持に必要な基礎的な知識を正しく理解する

食思不振症では，エネルギーの量に対するこだわりが強く，料理のレシピ[*7]を集めたり，食品成分表や食品・料理カロリーブックなどから得た知識を豊富に持っています。自分なりの理論（考え）を持ち，栄養計算まで行っているケースもあります。その内容が誤った知識である場合には，誤った認知を修正する必要があります。食思不振症の栄養食事指導は，非常に時間がかかるケースが多いといえます。

*7 料理名，食材量名，分量，作り方などが書かれたもの。

対象者が心を開いてきた段階で，栄養食事療法が目標としている正しい食品の選択や規則正しい食事の摂取ができるように，必要な知識が習得できるようにします。具体的には，食品に含まれる炭水化物，たんぱく質，脂質，ビタミンおよびミネラルについての栄養学的な意義，それらが身体を維持し健康を増進するうえで重要であることを説明します。

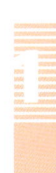

食事計画 ｜ 献立例 1　　　800 kcal

経口摂取開始直後の献立。1品の量は少なめに設定します

朝

献立	1人分材料・分量（目安量）	作り方
全がゆ（主食）	全がゆ 130 g	
ふのみそ汁（汁）	小町ふ 2 g（3個） 長ねぎ 15 g みそ 6 g だし汁 100 g	①小町ふは，水に浸し戻しておく。 ②ねぎは，小口に切る。 ③だし汁を煮立て，みそを溶き入れ，水気をしぼった①と②を加えさっと煮る。
ポーチド エッグ（主菜）	卵 50 g（1個） ゆで汁　水 500 g 　　　　酢 15 g 　　　　塩 0.6 g しょうゆ 2 g	①小鍋に，卵のゆで汁を用意する。分量の水，酢，塩を入れて（卵が十分に隠れる量であること）火にかけ，沸騰したら火を弱め，卵を静かに割り入れ，箸で卵白を卵黄の周囲に寄せて形を整える。 ②卵を入れてから5分位したら，穴杓子ですくい水気をきる。器に盛り，しょうゆをかける。
ほうれんそうの磯辺和え（副菜）	ほうれんそう 50 g しょうゆ 2 g だし汁 2 g のり 0.5 g	①ほうれんそうは，たっぷりの湯に塩少々（分量外）を加えゆでる。水にとり，水気をしぼり 4 cm 位に切る。 ②のりは手でちぎってもみのりにする。 ③①をだし割りじょうゆで和え，最後にのりで和える。上にものりをかける。

昼

献立	1人分材料・分量（目安量）	作り方
ロールパン（主食）	バターロール 30 g（1個）	
鶏肉と野菜のスープ煮（主菜）	鶏肉（ささ身）30 g 　塩 0.1 g 　こしょう（少々） たまねぎ 30 g にんじん 15 g じゃがいも 50 g コーン油 2 g 固形コンソメ 0.5 g 水 100 g ローリエ（適宜） 塩 0.6 g グリンピース（冷凍）3 g	①ささ身は，筋を取り除いてそぎ切りにし，塩，こしょうを振る。 ②たまねぎは，くし形に切る。にんじんは，小さめの乱切りにする。じゃがいもは，いちょう切りにする。 ③鍋に油を熱し，①を炒め色が変わったら，皿に取り出す。 ④③の鍋でたまねぎ，にんじん，じゃがいもの順に炒める。 ⑤④に③を戻し入れ，固形コンソメ，水，ローリエを加え，煮立ったらあくをとり除き，弱火で軟らかくなるまで煮る。 ⑥塩で味を調え，グリンピースを散らして器に盛り付ける。
コールスローサラダ（副菜）	キャベツ 40 g きゅうり 10 g 塩 0.2 g ドレッシング 6 g	①キャベツは，かたい部分をとり除き，せん切りにする。 ②きゅうりは，4 cm 位の長さのせん切りにする。 ③①と②を混ぜ合わせ，塩を加え，しんなりしたらしぼる。 ④食べる直前にドレッシングで和える。
ヨーグルト（デザート）	ヨーグルト（加糖）90 g	

食思不振症

献立	1人分材料・分量（目安量）	作り方
夕 全がゆ（主食）	全がゆ 130g	
かれいの おろし煮（主菜）	かれい 60g 酒 3g 砂糖 3g しょうゆ 7g 水 50g だいこん 50g さやえんどう 3g	①かれいは，表の皮目に切れ目を入れておく。 ②だいこんは，皮をむいてすりおろし，軽く水気をしぼっておく。 ③さやえんどうは，筋をとり色よくゆでておく。 ④鍋に酒，砂糖，しょうゆ，水を入れて煮立て，①の表を上にして入れ，落としぶたをして10分位煮る。②を加えひと煮立ちさせる。 ⑤器に盛り付け，③を添える。
かぼちゃの 炒め煮（副菜）	かぼちゃ 50g コーン油 1.5g 砂糖 1g しょうゆ 2g だし汁 50g	①かぼちゃは種を除き，3〜4cm角に切り，皮をところどころむき，面取りをする。 ②鍋に油を入れて熱し，①を入れて炒める。 ③だし汁を加えて火にかけ，煮立ったら弱火にして2〜3分したら砂糖を加える。5〜6分したらしょうゆを加え，軟らかくなるまで煮る。火を止め，煮汁に含ませておく。

献立	1人分材料・分量（目安量）	作り方
間食 洋なしの コンポート	洋なし（缶詰）70g 砂糖 3g レモン 2g 水 50g 洋なし缶詰の汁 50g ミントの葉（適宜）	①鍋に洋なしを並べ，砂糖，缶詰の汁，水，レモンを加えて紙ぶたをし，火にかける。煮立ったら弱火にして10分煮て，味を含ませる。火を止め，そのまま冷ます。 ③器に②をのせ，好みでミントの葉を添える。

1日の栄養量

	E(kcal)	P(g)	F(g)	食塩(g)
朝	210	10.7	6.0	2.2
昼	301	16.3	8.0	1.9
夕	245	15.4	2.7	1.5
間食	72	0.1	0.1	0.0
計	828	42.6	16.7	5.6

P：F：C　P 20.6　F 18.2　C 61.2　％

食事バランスガイド

主食 1 2 3 4 5 6 7
副菜 1 2 3 4 5 6
主菜 1 2 3 4 5
牛乳・乳製品 2 1 1 2 果物

「つ」(SV)とはサービング（食事の提供量の単位）の略

食事計画献立例1

食事計画 | 献立例 1　　　800 kcal

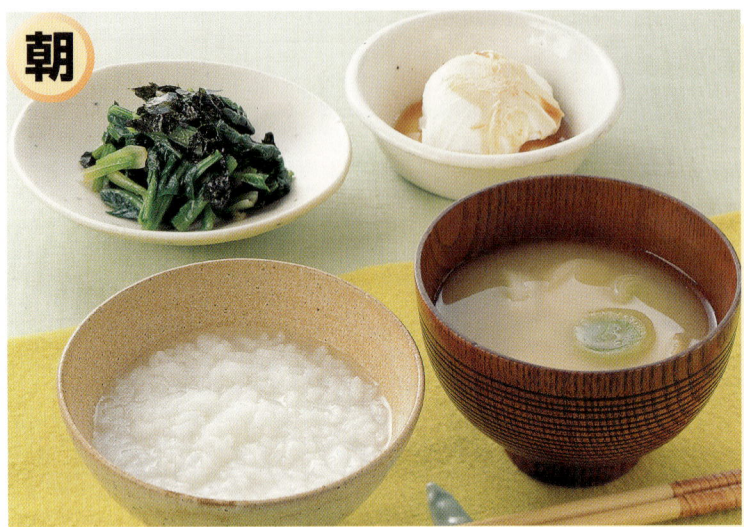

朝

● 1食目は胃にやさしい和食で

主食	全がゆ
汁	ふのみそ汁 *variation* だいこんのみそ汁
主菜	ポーチドエッグ *variation* 半熟たまご
副菜	ほうれんそうの磯辺和え *variation* ほうれんそうとにんじんの二色浸し

	E(kcal)	P(g)	F(g)	食塩(g)
全がゆ	92	1.4	0.1	0.0
ふのみそ汁	24	1.5	0.5	0.8
ポーチドエッグ	81	6.3	5.2	1.1
ほうれんそうの磯辺和え	12	1.5	0.2	0.3

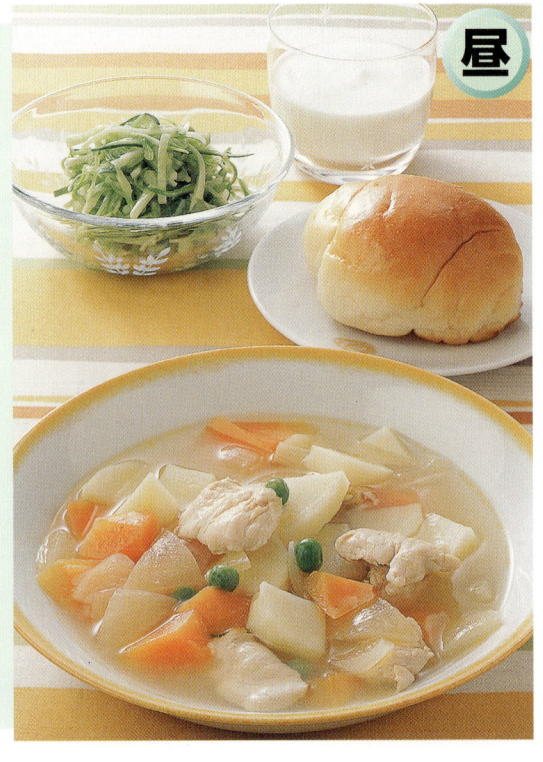

昼

● あっさりとめしあがれる洋風メニュー

主食	ロールパン
主菜	鶏肉と野菜のスープ煮
副菜	コールスローサラダ *variation* だいこんサラダ　*p.37*
デザート	ヨーグルト

	E(kcal)	P(g)	F(g)	食塩(g)
ロールパン	95	3.0	2.7	0.4
鶏肉と野菜のスープ煮	111	8.8	2.5	1.0
コールスローサラダ	35	0.6	2.6	0.4
ヨーグルト	60	3.9	0.2	0.2

| | | 食思不振症 |

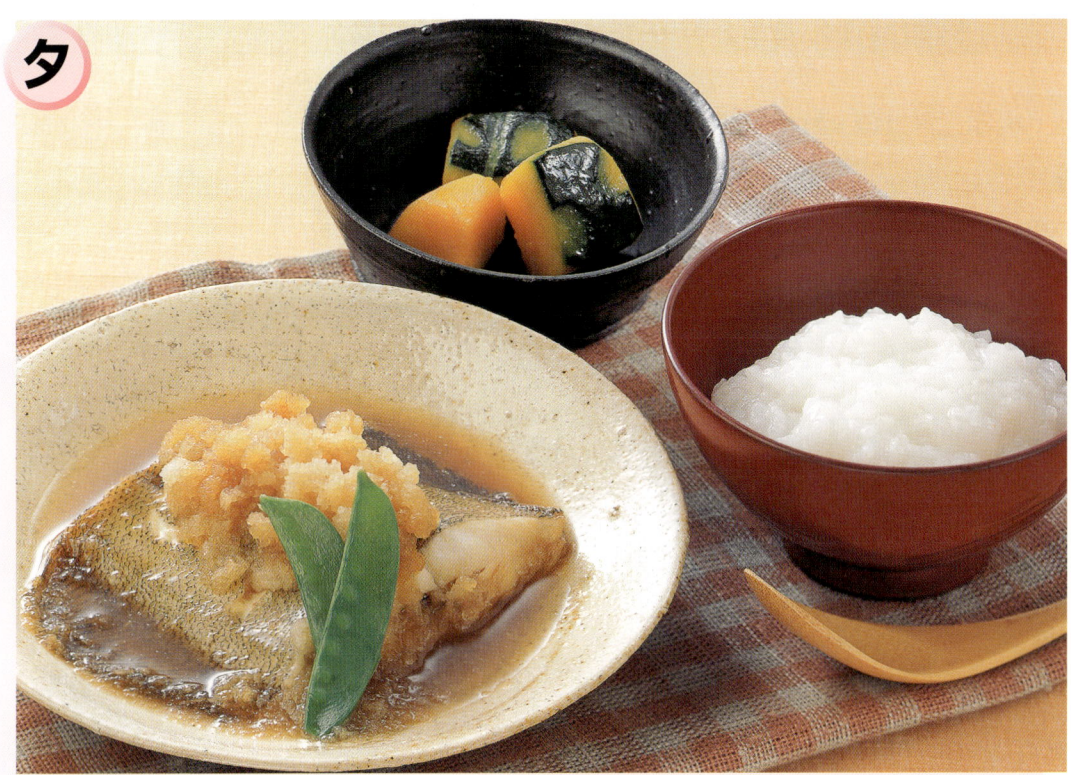

● 魚と野菜を一皿でとります

	E(kcal)	P(g)	F(g)	食塩(g)
全がゆ	92	1.4	0.1	0.0
かれいのおろし煮	87	12.7	0.8	1.2
かぼちゃの炒め煮	66	1.4	1.7	0.3

主食 全がゆ

主菜 かれいのおろし煮
variation きんめだいの煮付

副菜 かぼちゃの炒め煮
variation さつまいもとりんごの重ね煮
p.37

間食

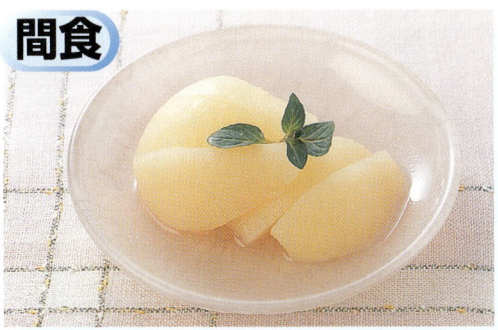

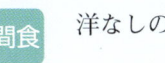 洋なしのコンポート

	E(kcal)	P(g)	F(g)	食塩(g)
洋なしのコンポート	72	0.1	0.1	0.0

食事計画献立例1

食事計画 ｜ 献立例 2 　　1,000 kcal

開始直後の食事がすべて食べられたら，次のステップへ進みます

朝

献立	1人分材料・分量（目安量）	作り方
ごはん（主食）	ごはん 80 g	
豆腐とこまつなのみそ汁（汁）	絹ごし豆腐 20 g こまつな 20 g みそ 10 g だし汁 130 g	①絹ごし豆腐は，さいの目に切る。 ②こまつなは，たっぷりの湯でかためにゆでて水にとる。水気をしぼり，長さ 3〜4 cmに切る。 ③だし汁を煮立て，みそを溶き入れ，①②を加えさっと煮る。
たまごとじ（主菜）	卵 50 g たまねぎ 30 g にんじん 15 g みりん 3 g しょうゆ 1 g 塩 0.3 g 昆布だし汁 30 g	①たまねぎは薄切り，にんじんはせん切りにする。 ②卵は，割りほぐしておく。 ③だし汁にみりん，しょうゆ，塩を加えて煮立てて①を入れ，火が通ったら溶き卵を回し入れ，半熟状になるまで煮る。
冷やしトマト（副菜）	トマト 40 g	トマトは，皮を湯むきし，くし形に切って冷やしておく。
ヨーグルト（デザート）	プレーンヨーグルト 60 g	

昼

献立	1人分材料・分量（目安量）	作り方
トースト（主食）	食パン 60 g	
たらのムニエル（主菜）	たら 50 g 　塩 0.3 g 　こしょう（少々） 　小麦粉 5 g ブロッコリー 30 g バター 1 g コーン油 1 g ウスターソース 5 g レモン 10 g ミニトマト 20 g	①たらに，塩，こしょうを振り，小麦粉をまぶす。 ②ブロッコリーは，塩少々を加えた熱湯で色よくゆでてざるにとり，小房に分ける。 ③レモンは，くし形に切る。 ④フライパンに油とバターを熱し，①の水気をふき，表になる方（皮目の方）から焼き，きれいな焼き色がついたら裏返し，同様に焼き上げる。 ⑤器に表を上にして盛り付け，②③，ミニトマト，ウスターソースを添える。
ポテトサラダ（副菜）	じゃがいも 40 g にんじん 10 g 塩 0.2 g こしょう（少々） きゅうり 10 g 塩 0.2 g マヨネーズ 5 g	①じゃがいもは皮をむいて，5 mm位の厚さのいちょう切り，にんじんは，薄いいちょう切りにし，軟らかくゆでて湯から上げ，塩，こしょうを振る。 ②きゅうりは，小口切りにして塩を振り，しんなりしたら水気をしぼっておく。 ③①②をマヨネーズで和え，器に盛る。
紅茶（飲み物）	紅茶パック 1袋 水 130 g グラニュー糖 3 g	

食思不振症

夕

献立	1人分材料・分量（目安量）	作り方
ごはん 主食	ごはん 80 g	
肉団子と はくさいの クリーム煮 主菜	はくさい 50 g にんじん 10 g さやえんどう 5 g 鶏ひき肉 40 g 長ねぎ 10 g しょうが 2 g 酒 1 g 洋風だし 40 g 牛乳 60 g 塩 0.5 g かたくり粉 2 g	① はくさいは軸の部分をそぎ切り，葉はざく切りにする。 ② にんじんは厚さ3mmに切り，花形に抜く。さやえんどうは筋をとり，色よくゆで斜め半分に切っておく。 ③ ねぎは，みじん切りにする。 ④ ボウルに鶏ひき肉，③，しょうが汁，酒を入れてよく混ぜ，一口大の団子にする。 ⑤ 鍋に洋風だしを煮立て④の肉団子を入れ，あくをとりながら数分煮て取り出しておく。はくさいの軸の部分とにんじんを入れ軟らかくなったら，葉先の部分を加えさっと煮て，牛乳，塩を入れ煮立ってきたら，さやいんげんを入れ，水で溶いたかたくり粉を加えてとろみをつける。
にらともやし のお浸し 副菜	にら 25 g もやし 30 g しょうゆ 2 g ごま油 0.5 g すりごま（少々）	① にらは4cm位に切る。 ② たっぷりの湯を沸かして塩少々（分量外）を加え，もやしをゆで，2分後に①を加えさらに1分程度ゆでる。 ③ ②にしょうゆ，ごま油を加え，器に盛り，上からすりごまをかける。

間食

献立	1人分材料・分量（目安量）	作り方
バナナミルク	バナナ 40 g 牛乳 60 g 砂糖 2 g	① 材料をすべてミキサーに入れ，ジュース状にする。

1日の栄養量

	E(kcal)	P(g)	F(g)	食塩(g)
朝	315	13.8	8.6	2.1
昼	342	17.4	8.7	2.2
夕	283	14.7	6.5	1.1
間食	82	2.4	2.4	0.1
計	1,023	48.3	26.2	5.5

P：F：C　P 18.9　F 23.1　C 58.0　％

食事バランスガイド

「つ」(SV)
主食 1 2 3 4 5 6 7
副菜 1 2 3 4 5 6
主菜 1 2 3 4 5
牛乳・乳製品 2　1　果物 1 2

「つ」(SV) とはサービング（食事の提供量の単位）の略

食事計画献立例2

食事計画 | 献立例 2 　　1,000 kcal

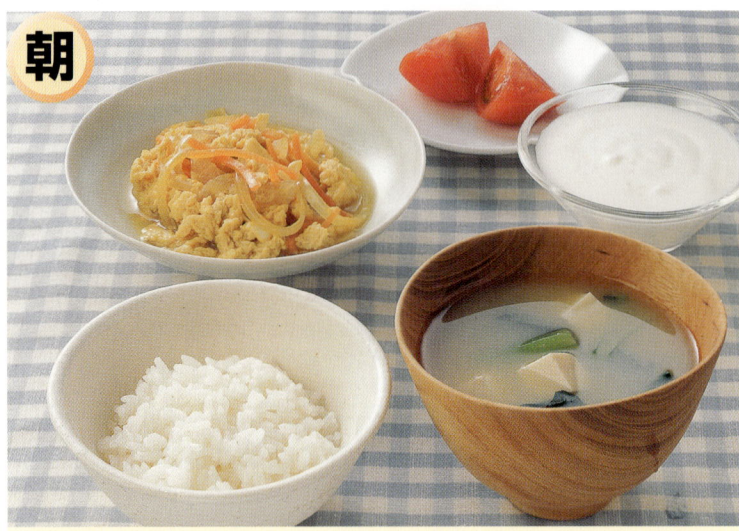

朝

● ごはんのおかずに合うたまご料理を

主食	ごはん
汁	豆腐とこまつなのみそ汁 *variation* コンソメジュリエンヌ　p.34
主菜	たまごとじ *variation* プレーンオムレツ
副菜	冷やしトマト *variation* 一夜漬（キャベツ・きゅうり）
デザート	ヨーグルト

	E(kcal)	P(g)	F(g)	食塩(g)
ごはん	134	2.0	0.2	0.0
豆腐とこまつなのみそ汁	35	2.7	1.4	1.4
たまごとじ	101	6.7	5.2	0.7
冷やしトマト	8	0.3	0.0	0.0
ヨーグルト	37	2.2	1.8	0.1

● 低エネルギーの魚料理を主菜に

主食	トースト
主菜	たらのムニエル *variation* チキンマリネ　p.35
副菜	ポテトサラダ *variation* かぼちゃサラダ
飲み物	紅茶

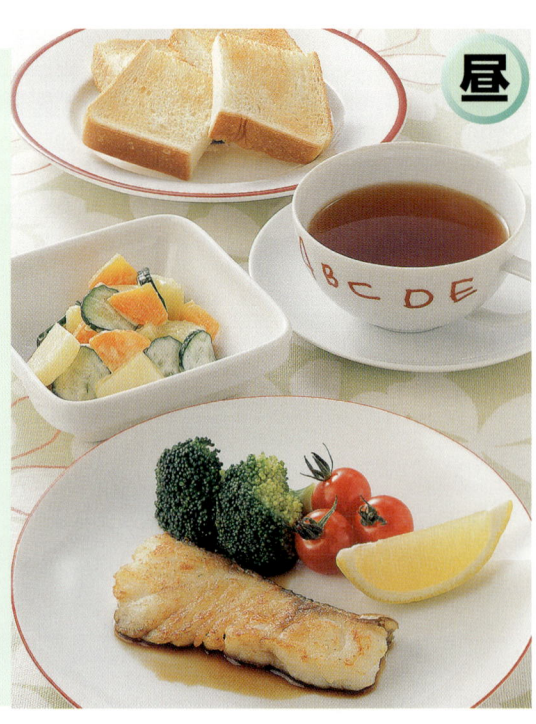

昼

	E(kcal)	P(g)	F(g)	食塩(g)
トースト	158	5.6	2.6	0.8
たらのムニエル	101	10.9	2.2	0.9
ポテトサラダ	71	0.9	3.8	0.5
紅茶	13	0.1	0.0	0.0

● 牛乳を料理に使って

主食　ごはん

主菜　肉団子とはくさいのクリーム煮
　　　variation 豆腐の野菜あんかけ

副菜　にらともやしのお浸し
　　　variation 牛乳入りみそ汁　*p.34*

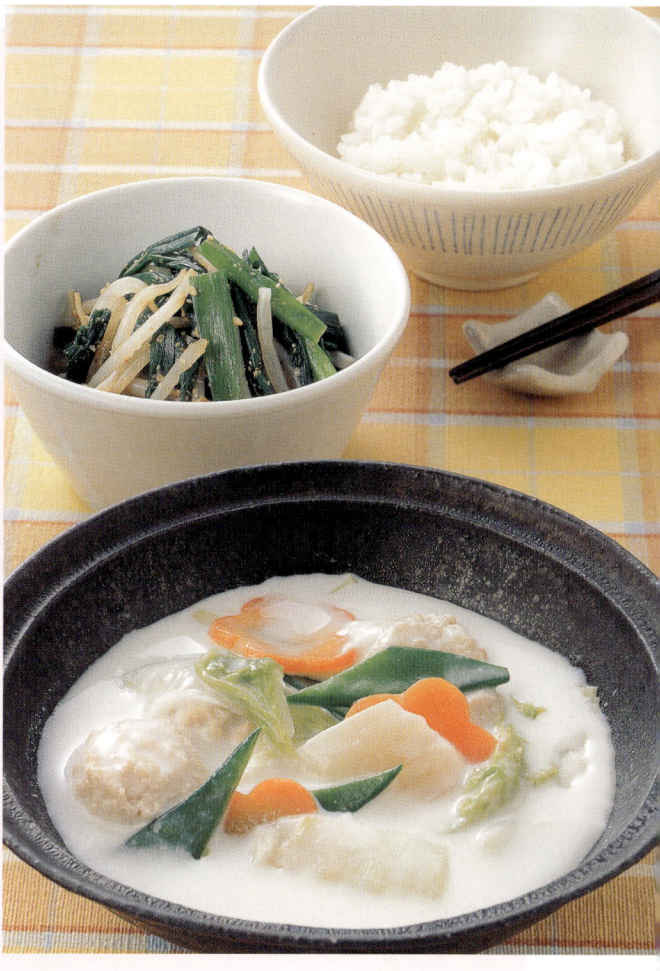

	E(kcal)	P(g)	F(g)	食塩(g)
ごはん	134	2.0	0.2	0.0
肉団子とはくさいのクリーム煮	133	11.5	5.7	0.8
にらともやしのお浸し	16	1.2	0.6	0.3

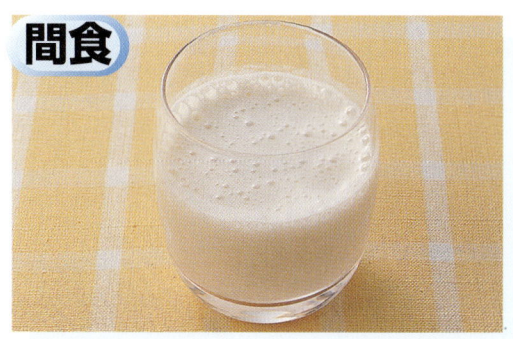

 バナナミルク

	E(kcal)	P(g)	F(g)	食塩(g)
バナナミルク	82	2.4	2.4	0.1

食事計画 ｜ 献立例 3 ｜ 1,200 kcal

1,000kcalの食事が全量摂取できたら，1,200kcalの食事へ進む

朝

献立	1人分材料・分量（目安量）	作り方
ごはん（主食）	ごはん 100g	
かぶのみそ汁（汁）	かぶ 20g かぶ葉 5g みそ 10g だし汁 130g	①かぶの葉は，たっぷりの湯でかためにゆで水にとる。水気をしぼり長さ3～4cmに切る。かぶの実は，厚さ5mmに切る。 ②だし汁を煮立て，かぶを入れ軟らかくなったら，みそを溶き入れ，①を加えてさっと煮る。
ささ身のオーロラソースかけ（主菜）	鶏ささ身 30g 酒 1g ブロッコリー 25g ケチャップ 5g マヨネーズ 3g ミニトマト 20g	①ささ身は，酒を振って蒸し，食べやすい大きさに割く。 ②ブロッコリーは小房に分け，たっぷりの湯に塩（分量外）を入れ，色よくゆでる。 ③ケチャップとマヨネーズを合わせておく。 ④器に①を盛り，③のソースをかけ，②とミニトマトを添える。
菜の花としめじの煮浸し（副菜）	菜の花 40g　みりん 3g しめじ 20g　しょうゆ 3g 　　　　　　昆布だし汁 50g	①しめじは，小房に分けておく。 ②鍋にだし汁を煮立て，みりん，しょうゆを加え，菜の花，しめじを入れて煮る。
ヨーグルト（デザート）	プレーンヨーグルト 80g	

昼

献立	1人分材料・分量（目安量）	作り方
ごはん（主食）	ごはん 100g	
茶碗蒸し（汁）	卵 25g だし汁 75g 塩 0.6g しょうゆ 0.5g かまぼこ 5g 大正えび 5g 酒（少々） 根みつば 3g	①だし汁に，塩としょうゆを溶かしておく。 ②卵は割りほぐし，①を混ぜ，漉して滑らかにする。 ③かまぼこはいちょう切りにする。えびは背わたを除き酒少々を振る。 ④みつばは2～3cmに切る。 ⑤器に③を入れ，②を注ぎ入れる。 ⑥蒸気の上がった蒸し器に⑤を入れ，強火で2分，表面が白っぽくなったら弱火にして2分位蒸し，④を散らして蒸し上げる。
小判焼き（主菜）	じゃがいも 50g ツナ（缶詰）15g たまねぎ 10g コーン油 0.3g 小麦粉 3g コーン油 3g さやいんげん 15g ケチャップ 5g	①じゃがいもは皮をむき，乱切りにしてたっぷりの水でゆでる。ゆで上がったら水分を飛ばし，熱いうちにつぶす。 ②ツナはほぐす。 ③たまねぎは，みじん切りにして炒める。 ④①に②③を混ぜ，小判形に丸め，小麦粉を薄くつける。 ⑤フライパンに油を熱し，④の両面を色よく焼く。 ⑥器に盛り，ケチャップをかけ，ゆでて4cm位の長さに切ったさやいんげんを添える。
キャベツの甘酢和え（副菜）	キャベツ 20g　砂糖 1g きゅうり 5g　酢 2g にんじん 5g　（だし汁 2g） 塩 0.2g	①キャベツは，かたいところをそぎ，大きめの短冊に切る。 ②きゅうり，にんじんは，4cm位の短冊に切る。 ③ボウルに①と②を入れ塩を振り，よく混ぜる。軽い重しをのせる。 ④酢と砂糖で甘酢を作り，水気をきった③を和える（酢が気になる場合には，酢と同量のだし汁を加える）。

食思不振症

食思不振症

献立	1人分材料・分量（目安量）	作り方
夕 ごはん（主食）	ごはん 100 g	
生さけの マリネ（主菜）	さけ 40 g 塩 0.3 g 酒 1 g きゅうり 10 g たまねぎ 10 g トマト 20 g ドレッシング 8 g 塩 0.3 g	① 生さけは，分量の塩と酒を振り，蒸しておく。 ② きゅうりは，小口切りにする。 ③ たまねぎはスライスし，水にさらして辛味を抜く。 ④ トマトは湯むきし，種を除いて薄切りにする。 ⑤ フレンチドレッシングに②③④，塩を加え，マリネソースを作る。 ⑥ 器に①をのせ，上から⑤をかける。
ふろふき だいこん 鶏みそかけ（副菜）	だいこん 70 g こんぶ 1 g 水 300 g 鶏ひき肉 15 g しょうが 2 g コーン油 1 g みそ 8 g 砂糖 3 g みりん 2 g だし汁 10 g	① だいこんは，厚さ2cm位の輪切りか半月切りにし，面取りをする。鍋に並べ，ひたひた位の米のとぎ汁を入れて20分位ゆで，水洗いする。 ② 鍋に①を並べ，こんぶと水を加えて火にかける。煮立ったら弱火にし，十分軟らかくなるまで煮る。 ③ みそ，砂糖，みりん，だし汁を混ぜ合わせておく。 ④ 小鍋に油を熱し，鶏のひき肉とみじん切りにしたしょうがを炒め，色が変わったら，③を加え，練りみそを作る。焦げつきやすいので絶えず鍋底から混ぜて練る。 ⑤ 器に②をのせ，上から④の鶏みそをかける。
グリーン アスパラの サラダ（副菜）	アスパラガス 40 g プレーンヨーグルト 8 g マヨネーズ 4 g	① アスパラガスは，根元のかたいところを取り除き，熱湯に塩（分量外）を加えて色よくゆで，冷水にとる。 ② プレーンヨーグルトとマヨネーズを混ぜソースを作る。 ③ ①をのせ②のソースをかける。
オレンジ（デザート）	オレンジ 80 g	

献立	1人分材料・分量（目安量）	作り方
間食 バタークッキー 牛乳	バタークッキー 15 g 牛乳 120 g	

1日の栄養量

	E(kcal)	P(g)	F(g)	食塩(g)
朝	345	18.2	6.1	2.3
昼	333	12.0	6.6	1.4
夕	422	18.5	11.4	2.1
間食	150	4.9	7.1	0.2
計	1,250	53.6	31.2	6.0

P:F:C P 17.2 F 22.4 C 60.4 ％

食事バランスガイド

「つ」(SV)
主食 1 2 3 4 5 6 7
副菜 1 2 3 4 5 6
主菜 1 2 3 4 5
牛乳・乳製品 2 1　1 2 果物

「つ」(SV)とはサービング（食事の提供量の単位）の略

食事計画献立例3

食事計画 | 献立例 3 | 1,200 kcal

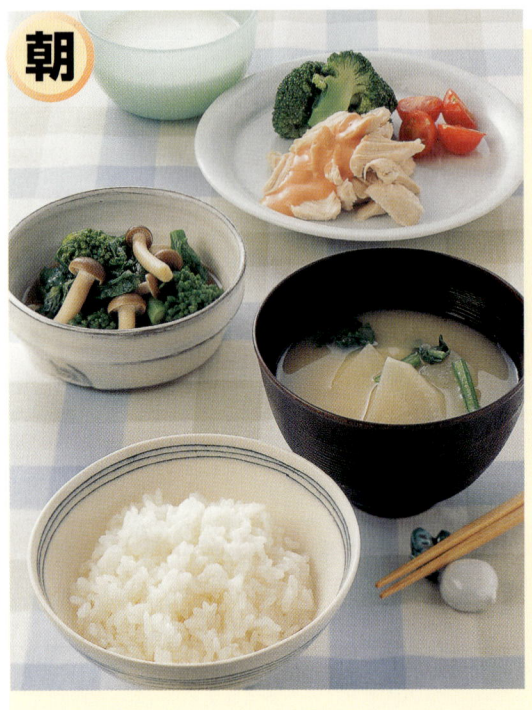

朝

●低エネルギーの蒸し鶏を主菜に

- **主食** ごはん
- **汁** かぶのみそ汁
  variation なめことねぎのみそ汁
- **主菜** ささ身のオーロラソースかけ
  variation 五目奴豆腐 p.36
- **副菜** 菜の花としめじの煮浸し
  variation ほうれんそうのお浸し
- **デザート** ヨーグルト

	E(kcal)	P(g)	F(g)	食塩(g)
ごはん	168	2.5	0.3	0.0
かぶのみそ汁	27	1.9	0.6	1.4
ささ身のオーロラソースかけ	73	8.4	2.6	0.3
菜の花としめじの煮浸し	28	2.6	0.2	0.5
ヨーグルト	50	2.9	2.4	0.1

昼

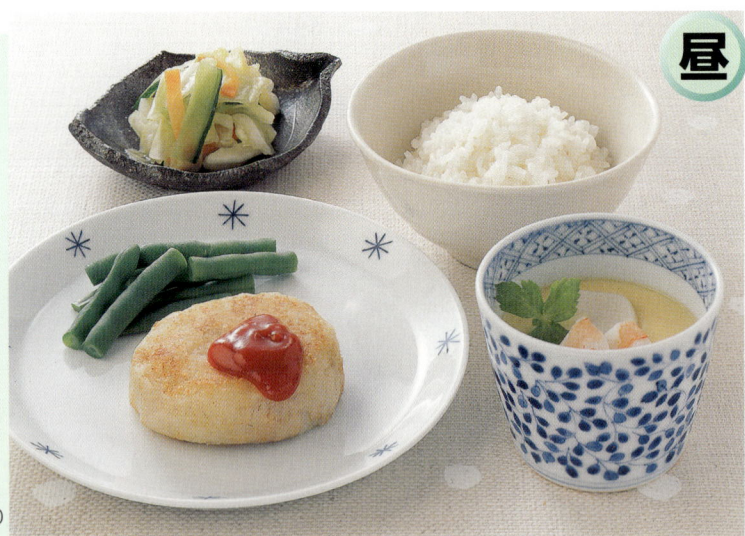

●大きめの器に少量の盛り付けで

- **主食** ごはん
- **汁** 茶碗蒸し
  variation きのこスープ p.34
- **主菜** 小判焼き
  variation スペイン風オムレツ p.36
- **副菜** キャベツの甘酢和え
  variation たたききゅうり

	E(kcal)	P(g)	F(g)	食塩(g)
ごはん	168	2.5	0.3	0.0
茶碗蒸し	50	5.2	2.7	1.0
小判焼き	103	3.9	3.5	0.2
キャベツの甘酢和え	12	0.4	0.1	0.2

食思不振症

 夕

● 色彩豊かな食卓で食欲を誘います

主食	ごはん
主菜	生さけのマリネ *variation* 豚ヒレのピカタ *p.35*
副菜	ふろふきだいこん鶏みそかけ *variation* 海藻サラダ *p.37*
副菜	グリーンアスパラのサラダ *variation* 冷やしトマト *p.24*
デザート	オレンジ

	E(kcal)	P(g)	F(g)	食塩(g)
ごはん	168	2.5	0.3	0.0
生さけのマリネ	96	9.3	5.0	0.9
ふろふきだいこん鶏みそかけ	81	4.6	2.8	1.1
グリーンアスパラのサラダ	41	1.4	3.2	0.1
オレンジ	37	0.7	0.1	0.0

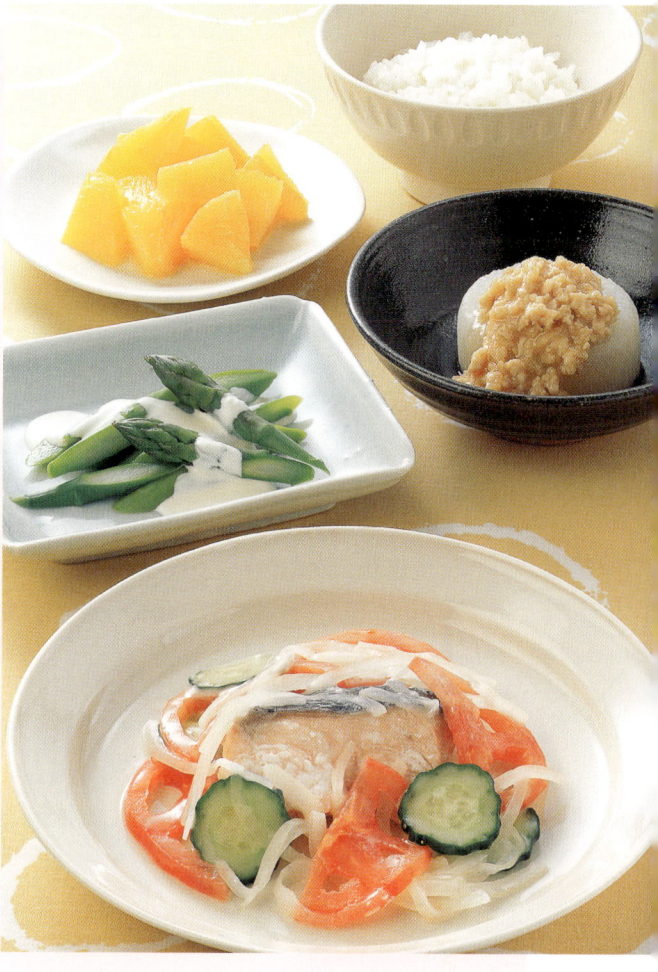

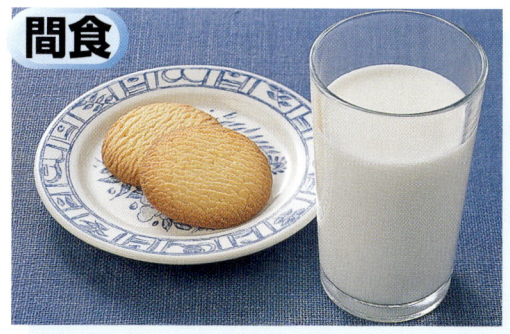

 間食　バタークッキー
牛乳

	E(kcal)	P(g)	F(g)	食塩(g)
バタークッキー	70	0.9	2.5	0.0
牛乳	80	4.0	4.6	0.1

組合せ料理例

主食

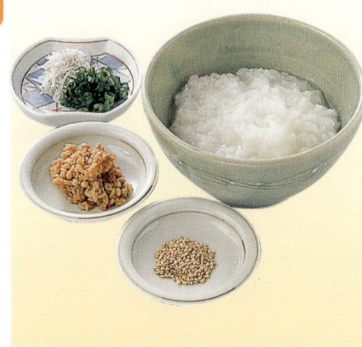

E(kcal)	P(g)	F(g)	食塩(g)
192	8.0	2.3	0.7

トッピングがゆ

材料・分量（目安量）

米	40 g	酒	2 g
水	200 g	砂糖	1 g
しらす干し	5 g	しょうゆ	2 g
万能ねぎ	2 g	白ごま	1 g
鶏ひき肉（もも）	15 g		

作り方

① 米はよく洗い，分量の水に40～50分浸しておく。火にかけ，かゆを炊く。
② しらす干しは熱湯をかけておく。
③ 鍋に鶏ひき肉，酒，砂糖，しょうゆを入れ，箸4，5本でよく混ぜる。火にかけて，混ぜながら汁気がなくなるまで煮る。
④ 万能ねぎは小口切りにする。白ごまは，からいりしておく。
⑤ かゆを器に盛る。②③④は彩りよく別の器に盛り合わせる。好みでトッピングして食べられるようにする。

●トッピングには，いりたまご，ほぐしたささ身，焼きざけなども利用できます。

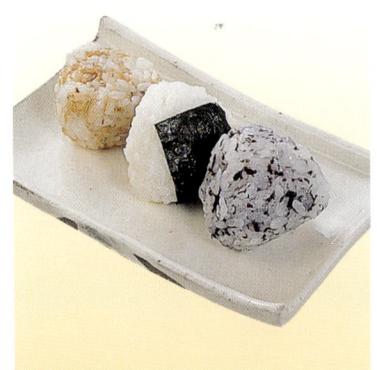

E(kcal)	P(g)	F(g)	食塩(g)
230	4.6	0.5	0.5

3色おにぎり

材料・分量（目安量）

ごはん	130 g	ゆかり	1 g
しらす干し	5 g	塩	0.2 g
みりん	2 g	味付けのり	0.5 g
しょうゆ	0.5 g		

作り方

① しらす干しは，からいりし，みりん，しょうゆで味付けする。
② ごはんを3等分する。
③ 1つは，①を混ぜ，もう1つはゆかりを混ぜ，一口大のおにぎりを作る。
④ 残りのごはんも一口大のおにぎりにし，味付けのりを巻く。

●おにぎりの具には，梅干し，焼きざけなども利用できます。

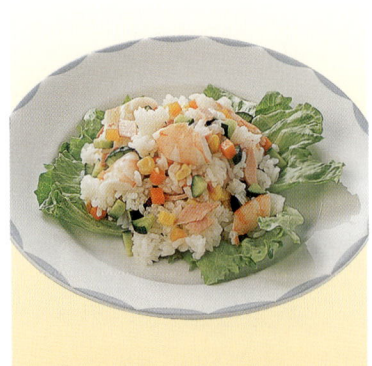

E(kcal)	P(g)	F(g)	食塩(g)
324	12.1	5.6	1.0

サラダライス

材料・分量（目安量）

ごはん	130 g	きゅうり	20 g
ドレッシング	10 g	にんじん	10 g
大正えび	20 g	ホールコーン（缶）	15 g
酒	1 g	レタス	20 g
ボンレスハム	20 g		

作り方

① 大正えびの背わたをとり，酒を振ってしばらく置いてから熱湯でゆで，冷めてから2枚に切る。
② コーンは缶から出し，汁気をきっておく。
③ ハム，きゅうり，にんじんは，コーン粒大に切り，にんじんはゆでておく。
④ 炊き上がったごはんにドレッシングをかけ，すしめしを作る。
⑤ ④に②③を混ぜ，器にレタスを敷き盛り付け，最後にえびを飾る。

●普通の酢めしに，焼きざけ，錦糸たまご，絹さや，もみのりを混ぜると和風になります。

食思不振症

ロールサンド

材料・分量（目安量）

食パン（サンドイッチ用）	50 g	卵	15 g
マーガリン	5 g	マヨネーズ	5 g
いちごジャム（低糖度）	10 g	ピクルス	10 g
きゅうり	20 g		
塩	0.1 g		

作り方

① きゅうりはせん切りにし，分量の塩を振る。
② 固ゆでたまごは，殻をむき粗く刻み，マヨネーズと混ぜておく。
③ 1枚のパンにジャムを塗り，ラップの上にのせて端からクルクルと巻き，ラップの端をしぼっておく。
④ 残りのパンにマーガリンを塗り，1枚は水気をふいた①をのせ，もう1枚には②をのせ，同様にロール状に巻く。
⑤ 器に③④を盛り付け，ピクルスを添える。

●オープンサンドやセルフサービスサンドにすると，目先が変わります。

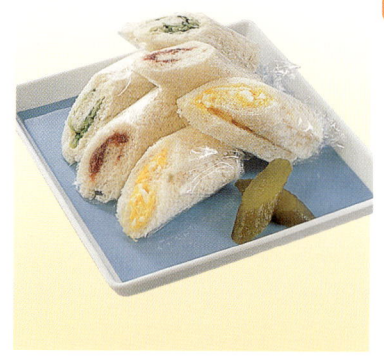

E(kcal)	P(g)	F(g)	食塩(g)
257	6.9	11.6	1.1

フレンチトースト

材料・分量（目安量）

食パン	90 g	コーン油	2 g
卵	25 g	バター	3 g
砂糖	3 g		
牛乳	90 g		

作り方

① 卵は割りほぐし，砂糖，牛乳を加えてよく混ぜる。
② 食パンは，食べやすい大きさに切り，①にしばらく浸す。
③ フライパンを熱し，油とバターを溶かし，②を入れて弱火で焼く。きつね色になったら裏返し，同様に焼き上げる。

●耳なしのパンを用いてもよいでしょう。

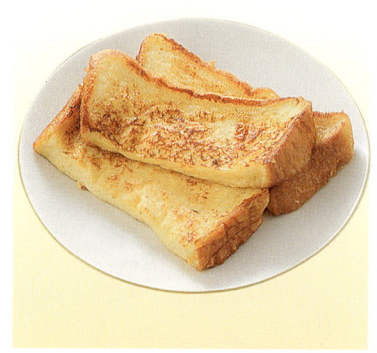

E(kcal)	P(g)	F(g)	食塩(g)
388	14.4	14.4	1.4

けんちんうどん

材料・分量（目安量）

ゆでうどん	160 g	ごぼう	10 g	さやえんどう	5 g
豚肉（もも）	20 g	こんにゃく	15 g	みりん	10 g
さといも	20 g	長ねぎ	15 g	しょうゆ	10 g
だいこん	15 g	卵	25 g	だし汁	150 g
にんじん	10 g				

作り方

① ゆでうどんは，熱湯でさっと湯通ししておく。
② 豚肉は2cm幅に切る。だいこん，にんじん，こんにゃくは短冊切り，ごぼうはささがきにする。さといもは薄切りにし，かためにゆでておく。
③ 卵は固ゆでにし，殻をむいて花卵を作る。
④ だし汁に調味料を加え，②を入れ軟らかくなるまで煮る。最後に，うどんを加えひと煮立ちさせる。
⑤ 斜め切りにしたねぎ，さやえんどうを加えさっと煮て，器に盛り花卵を添える。

●味付けの調味料をみそに変えると，「みそけんちんうどん」になります。

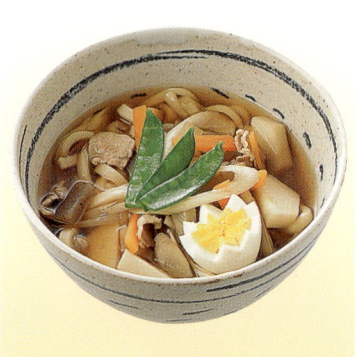

E(kcal)	P(g)	F(g)	食塩(g)
301	13.7	4.5	2.2

組合せ料理例

組合せ料理例

汁

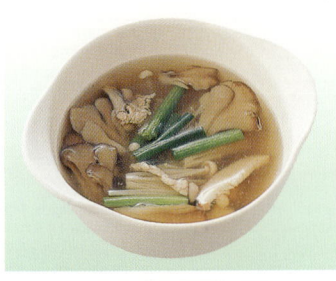

E(kcal)	P(g)	F(g)	食塩(g)
35	4.2	1.1	0.9

きのこスープ

材料・分量（目安量）

乾しいたけ	1g	しょうが	1g	しいたけの		塩	0.5g
えのきたけ	10g	万能ねぎ	5g	戻し汁（漉し		こしょう	（少々）
まいたけ	10g	固形コンソメ	1g	ておく）＋水		かたくり粉	1g
豚肉（もも）	15g				150g		

作り方

① 水に戻した乾しいたけ，しょうが，豚肉はせん切り，他のきのこは食べやすい大きさに分ける。しいたけの戻し汁に水を加えコンソメを溶いておく。
② ①を煮て塩，こしょうで味を調え，3～4cmに切った万能ねぎを加え，水溶きかたくり粉でとろみをつける。

●きのこがたっぷり入った，低エネルギーの汁物です。

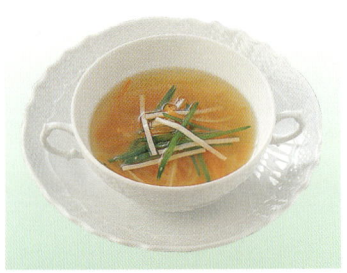

E(kcal)	P(g)	F(g)	食塩(g)
27	1.4	0.8	0.8

コンソメジュリエンヌ

材料・分量（目安量）

たまねぎ	20g	ロースハム	5g	塩	0.2g
にんじん	10g	固形コンソメ	1g	さやえんどう	5g
セロリー	10g	水	150g		

作り方

① 野菜は細めのせん切り，ロースハムも同じ位の太さのせん切りにする。
② 鍋にスープ，野菜を入れて煮る。
③ 野菜が煮えたらハムを入れ，塩で味を調え，せん切りのさやえんどうを加え，火を止める。

●野菜を細いせん切りにすると，出来上がりがきれいです。

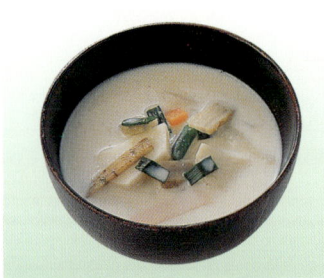

E(kcal)	P(g)	F(g)	食塩(g)
86	3.8	2.9	1.1

牛乳入りみそ汁

材料・分量（目安量）

ごぼう	10g	万能ねぎ	3g
だいこん	20g	牛乳	60g
にんじん	20g	だし汁	60g
さといも	20g	みそ	8g

作り方

① 野菜は短冊切り，さといもは薄めの半月切りにする。
② だし汁で①を軟らかく煮て，みそを入れ，牛乳を加えて温める。
③ 2～3cmに切った万能ねぎを散らし火を止める。

●牛乳を加えたら，煮立てないように注意しながら加熱します。

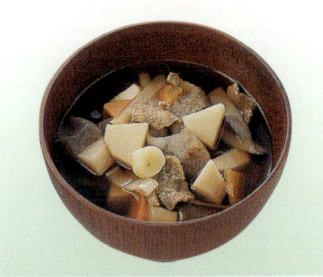

E(kcal)	P(g)	F(g)	食塩(g)
78	4.3	2.3	1.4

いもの子汁

材料・分量（目安量）

牛肉（肩スライス）	15g	にんじん	10g	長ねぎ（小口切り）	10g
さといも	30g	ごぼう	10g	しょうゆ	8g
だいこん	20g	こんにゃく	15g	昆布だし汁	130g

作り方

① 牛肉は，2cm位に切る。さといもとこんにゃくは，一口大に切る。だいこんとにんじんはいちょう切り，ごぼうはささがきにし水にさらす。
② だし汁としょうゆで①を軟らかく煮る。椀に盛りねぎを散らす。

●肉は，牛肉の代わりに豚肉（もも）を使用してもよいでしょう。

チキンマリネ

材料・分量（目安量）

鶏肉（もも皮なし）	60 g	たまねぎ	10 g
塩	0.4 g	トマト	25 g
酒	2 g	フレンチドレッシング	8 g
ピーマン	10 g	塩	0.1 g

作り方
① 鶏肉は，分量の塩と酒を振り，蒸してそぎ切りにする。
② ピーマンは2つ割りにし，種をとってせん切りにする。
③ たまねぎはスライスし，水にさらして辛味を抜く。
④ トマトは湯むきし，サイコロに切る。
⑤ フレンチドレッシングに①の蒸し汁，②③④と塩を加え，マリネソースを作る。
⑥ 器に①をのせ，上から⑤をかける。

● 小麦粉を振って油で揚げると，エネルギーがアップした料理に。

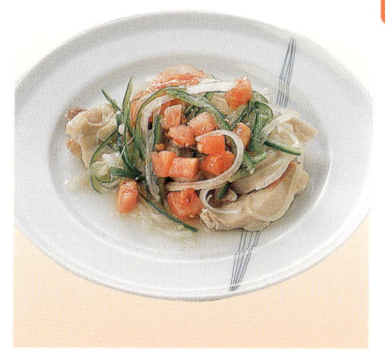

E(kcal)	P(g)	F(g)	食塩(g)
128	13.6	6.3	0.8

豚ヒレのピカタ

材料・分量（目安量）

豚肉（ヒレ）	60 g	小麦粉	15 g
塩	0.4 g	コーン油	5 g
こしょう	(少々)	ケチャップ	5 g
卵	15 g	スナップえんどう	20 g
粉チーズ	2 g		

作り方
① 豚肉には，分量の塩，こしょうを振る。
② 卵は割りほぐし，粉チーズを混ぜておく。
③ スナップえんどうは筋をとり，塩少々（分量外）を加えた湯で色よくゆでる。
④ ①に小麦粉を振り，余分な粉をはたき落として②の衣を両面につける。
⑤ フライパンを熱して油を引き，④を入れふたをして，中火できつね色になるまで焼く。裏返して同様に焼き色がつくまで焼く。
⑥ 器に⑤をのせて，③を添える。好みでケチャップをかけてもよい。
● 豚肉の代わりに，鶏肉や白身魚を使用してもよいでしょう。

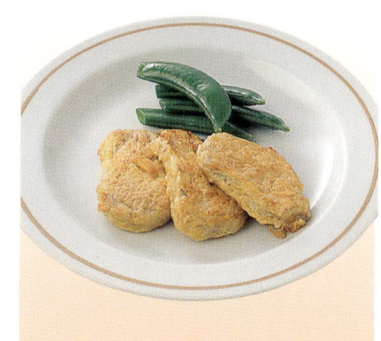

E(kcal)	P(g)	F(g)	食塩(g)
217	18.3	8.6	0.8

メロウのちゃんちゃん焼き風

材料・分量（目安量）

メロウ	50 g	キャベツ	20 g	バター	3 g
塩	0.3 g	生しいたけ	10 g	みそ	7 g
たまねぎ	20 g		(1個)	酒	5 g
にんじん	5 g	しめじ	20 g	砂糖	2 g

作り方
① メロウは，分量の塩を振っておく。
② たまねぎ，にんじん，キャベツはせん切りにする。生しいたけは，軸を除いて，そぎ切りにする。しめじは，石づきを切り落として小房に分けておく。
③ みそ，酒，砂糖は合わせて混ぜておく。
④ バターで②の材料をさっと炒めておく。
⑤ アルミホイルに④を敷きその上に①を置き，③をかける。
⑥ アルミホイルの真ん中，両端を折りたたみきっちり包む。
⑦ オーブンで12分位焼き，そのまま器に盛る。

● ほかの白身魚，生さけ，三枚おろしのあじなどでもおいしくできます。

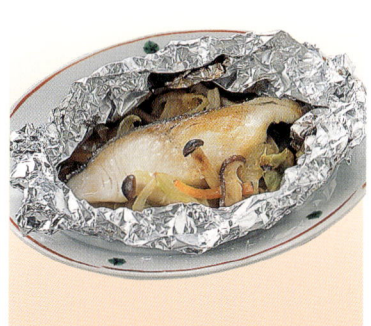

E(kcal)	P(g)	F(g)	食塩(g)
204	8.9	14.5	1.3

組合せ料理例

主菜

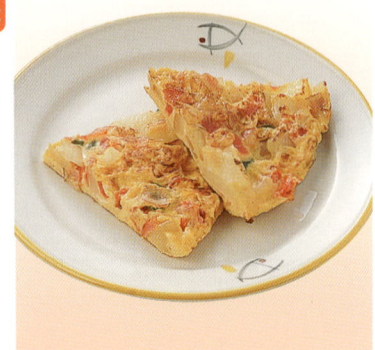

E(kcal)	P(g)	F(g)	食塩(g)
146	8.0	9.5	0.8

スペイン風オムレツ

材料・分量（目安量）

卵	50 g	ショルダーベーコン	7 g
塩	0.4 g	ピーマン	5 g
こしょう	（少々）	油	1 g
じゃがいも	20 g	トマト	20 g
たまねぎ	15 g	バター	3 g

作り方

① たまねぎとベーコン，ピーマンは，1 cm角に切って炒めておく。
② じゃがいもは，厚さ5 mmのいちょう切りにし，かためにゆでる。
③ トマトは皮を湯むきにし，1 cm角に切る。
④ 卵を割りほぐし，塩，こしょうで味をつけ，①～③を加えてよく混ぜる。
⑤ フライパンを熱してバターを溶かし，④を一度に流し入れ，かき混ぜながら半熟状になるまで火を通す。
⑥ 裏返して弱火で1～2分焼く。

●具入りの卵液を一気に流しこみ，かき混ぜながら火を通します。

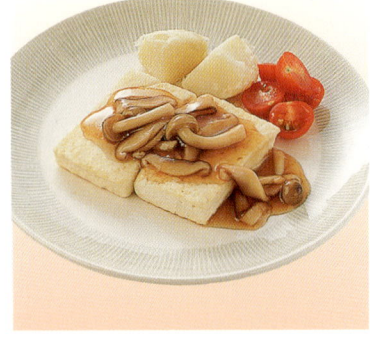

E(kcal)	P(g)	F(g)	食塩(g)
175	8.2	9.9	0.6

豆腐ステーキ

材料・分量（目安量）

木綿豆腐	100 g	油	1.5 g	かたくり粉	0.7 g
小麦粉	4 g	水	50 g	じゃがいも	30 g
油	4 g	固形コンソメ	0.2 g	塩	0.2 g
生しいたけ	7 g	しょうゆ	2 g	ミニトマト	20 g
しめじ	7 g	赤ワイン	3.5 g		

作り方

① 豆腐は，軽く重しをして水気をきり，厚みを半分に切る。
② 生しいたけはせん切り。しめじは石づきを切り落とし，手で小房に分けておく。
③ 小鍋に油4 gを熱し②を炒め，水，固形コンソメ，しょうゆ，赤ワインを入れて少し煮込む。仕上げに水溶きかたくり粉を加えてソースを作る。
④ ①の水気をふいて小麦粉をまぶし，油を熱したフライパンで両面を焼く。
⑤ ④を器に盛って③をかけ，粉吹きいもとミニトマトを添える。

●豆腐の水気をよくきることが，ステーキを水っぽくしないこつです。

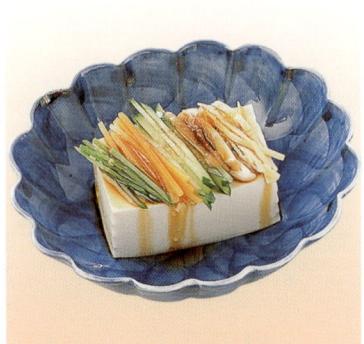

E(kcal)	P(g)	F(g)	食塩(g)
76	5.9	4.4	0.5

五目奴豆腐

材料・分量（目安量）

絹ごし豆腐	100 g		卵	5 g
にんじん	2 g		コーン油	0.1 g
きゅうり	5 g	たれ	しょうゆ	3 g
さやえんどう	1 g		ごま油	0.8 g
生しいたけ	2 g			

作り方

① にんじん，しいたけ，さやえんどうは細いせん切りにして，さっとゆでておく。
② きゅうりは，せん切りにする。
③ 卵は割りほぐし，フライパンに油を引き薄く焼き，冷めたら細いせん切りにし，錦糸たまごにする。
④ しょうゆにごま油をまぜてたれを作る。
⑤ 器に絹ごし豆腐を盛り，①②③を彩りよく飾り，たれをかける。

●豆腐にのせる野菜はみじん切り，卵はいりたまごでもよいでしょう。

だいこんサラダ

材料・分量（目安量）

だいこん	50 g	ボンレスハム	8 g
きゅうり	10 g	マヨネーズ	5 g
塩	0.6 g		

作り方

① だいこんは，長さ4〜5cmのせん切りにする。
② きゅうりは，だいこんと同じ位に切る。
③ ボンレスハムは細く切る。
④ ①と②を混ぜて塩を振り，しんなりしたら水気をしぼる。
⑤ ③と④を合わせ，マヨネーズで和える。

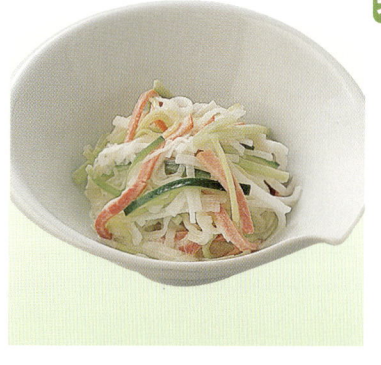

● ノンオイルドレッシングを用いると，低エネルギーの料理になります。

E(kcal)	P(g)	F(g)	食塩(g)
53	2.0	4.0	0.9

さつまいもとりんごの重ね煮

材料・分量（目安量）

さつまいも	50 g	バター	2 g
りんご	30 g	水	30 g
砂糖	4 g	レーズン	3 g

作り方

① さつまいもをよく洗い，厚さ5mmの輪切りにする。太めのいもは半月切りにする。
② りんごは，6〜8つ割りにして皮と芯を除き，①と同じ厚さに切る。
③ 厚手の鍋にバターを少し塗り，①②を交互に重ね入れ，残りのバターと砂糖をのせ，水を加えて火にかけ，煮立ってきたら弱火にし，ふたをして15分程度煮る。軟らかくなったら，レーズンを加えて火を止める。

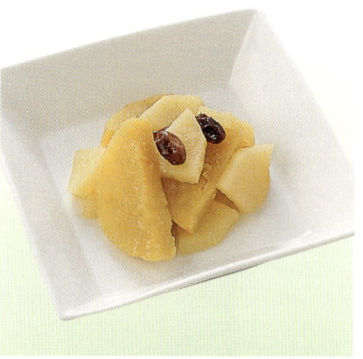

● レーズンは好みで，加えても除いてもよいでしょう。

E(kcal)	P(g)	F(g)	食塩(g)
121	0.8	1.8	0.0

海藻サラダ

材料・分量（目安量）

カットわかめ	2 g	ロースハム	10 g
糸寒天	1 g	和風ドレッシング	8 g
きゅうり	15 g	いりごま（白）	0.5 g

作り方

① カットわかめ，糸寒天はさっと水洗いし，それぞれ水で戻し，食べやすい大きさに切る。
② きゅうりとハムは，同じ位の長さのせん切りにする。
③ ①と②を混ぜ，和風ドレッシングで和え，いりごまを振る。

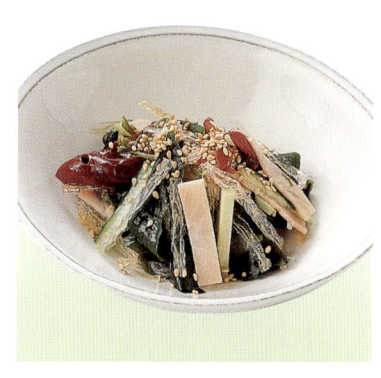

● 市販の「海藻ミックス」を用いると手軽です。

E(kcal)	P(g)	F(g)	食塩(g)
36	2.5	1.8	1.3

組合せ料理例

組合せ料理例

デザート・間食

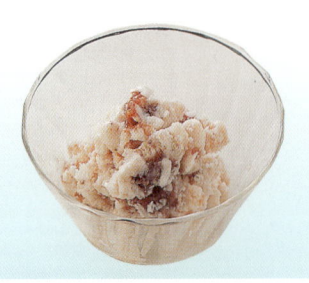

いちごヨーグルトシャーベット

材料・分量（目安量）
プレーンヨーグルト	50 g
いちごジャム	15 g

作り方
① ヨーグルトとジャムを合わせて，冷凍庫で凍らせる。
② シャーベット状になるようにスプーンで混ぜて，また冷凍する。

●まとめて作っておき，間食やデザートにします。

E(kcal)	P(g)	F(g)	食塩(g)
61	1.9	1.5	0.1

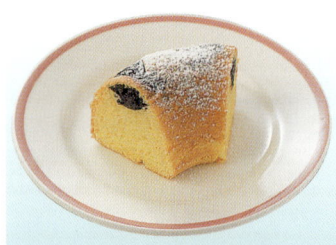

みかん寒天

材料・分量（目安量）
みかん（缶詰）	30 g	水	50 g
みかん缶の汁	30 g	砂糖	5 g
寒天	0.3 g		

作り方
① 砂糖と水で寒天を煮溶かし，みかんを缶詰の汁ごと加える。
② 容器に入れて固める。

●パインアップルやりんご，もも缶などいろいろ活用できます。

E(kcal)	P(g)	F(g)	食塩(g)
38	0.2	0.0	0.0

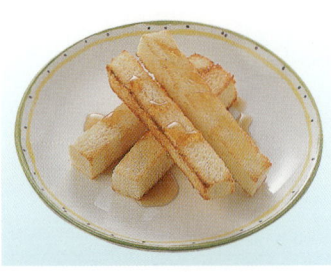

プルーンケーキ

材料・分量（目安量）
種なしプルーン	25 g （2個）	バター	8 g	砂糖	10 g
卵	18 g	小麦粉	10 g	粉砂糖	（少々）
		ベーキングパウダー	0.2 g		

作り方
① 卵白を泡立て，砂糖を加えて混ぜ，卵黄を加える。
② ①に，ふるった小麦粉とベーキングパウダーを入れて混ぜる。
③ ②に溶かしたバターを加え，さっと混ぜる。
④ エンゼル型にプルーンを並べ④を流し入れる。
⑤ 170℃のオーブンで 18〜20 分焼く。
⑥ 冷めたら，型から取り出し，粉砂糖をかけ切り分ける。

●実際に作るときはレシピの 6 倍量で作ります。

E(kcal)	P(g)	F(g)	食塩(g)
221	3.7	8.6	0.3

メープルトースト

材料・分量（目安量）
食パン	30 g	バター	2 g
		メープルシロップ	5 g

作り方
① 食パンはスティック状に切り，トーストする。
② バターを塗り，メープルシロップをかける。

●手軽にできる間食です。

E(kcal)	P(g)	F(g)	食塩(g)
107	2.8	2.9	0.4

つわりと妊娠悪阻

つわりと妊娠悪阻の医学 …………… 40 医師：坂本　忍（東京医科歯科大学）	
栄養食事療法 ……………………… 42 管理栄養士：井上久美子（十文字学園女子大学）	
食事計画｜献立例 ………………… 48 管理栄養士：井上久美子（十文字学園女子大学）	
組合せ料理例 ……………………… 60 管理栄養士：井上久美子（十文字学園女子大学）	

つわりと妊娠悪阻の医学

Ⅰ. つわりと妊娠悪阻の概要

　つわり（emesis）は，妊娠5〜6週ころから，悪心，嘔吐，食欲不振，唾液分泌亢進，嗜好の変化などの主に消化器症状が現れます。全妊婦の50〜80％が経験しますが，そのほとんどは全身状態に影響を与えることなく，妊娠12〜16週ころまでには自然治癒します。特に，早朝空腹時に上記症状が現れるところから，morning sicknessともいわれています。

　つわりが増悪して，水分摂取障害，食物摂取障害から栄養障害，体重減少，脱水症，代謝異常などのために入院・治療が必要となった場合を妊娠悪阻（hyperemesis）といい，全妊婦の1〜2％といわれていますが，つわりとの間に明確な境界はありません。また，経産婦より初産婦，単胎より多胎妊娠や胞状奇胎に多く発症し，次回妊娠での再発率は約50％ともいわれています。妊娠悪阻の病因としては，内分泌性，代謝性，アレルギー性，自律神経性，精神性要因などが考えられていますが，いまだ明確なものはありません。内分泌性要因としては，黄体ホルモンの増加に伴う腸管ぜん動抑制により消化器症状が説明できますが，ヒト絨毛性ゴナドトロピンの影響，下垂体-副腎系の異常，甲状腺機能の亢進なども存在します。また，精神性要因としては，分娩に対する恐怖感，母親としての責任感からの育児ノイローゼ，家庭内のトラブルや経済問題などがストレスとなり，身体症状となって現れてくる場合もあります。すなわち，妊娠悪阻は，上記要因のほかに，妊婦自身の体質や性格，環境因子などが関与して発症する母体の適応不全症ともいえるかもしれません。

Ⅱ. つわりと妊娠悪阻の診断

　悪心と頻回の嘔吐が持続し，吐くものがなくなると胆汁や血液までも吐くようになります。やがて，摂水・摂食が困難になると，脱水症状，栄養障害が現れます。尿量減少，乏尿，たんぱく尿，便秘，5kg以上の急激な体重減少などが観察されます。さらに進行すると，血液濃縮，末梢循環不全，低カリウム血症などの電解質異常，代謝性アシドーシスを引き起こし，肝機能障害を中心とする多臓器機能障害へと展開します。また，糖質摂取障害からの代謝異常がケトン体の産生を促進し，血中・尿中のアセトン体が増加してアセトン臭を伴う口臭が観察されます。ビタミンB_1欠乏から，意識障害，両側外転眼球運動麻痺，運動失調，耳鳴り，難聴，健忘症状などの精神神経症状を呈するウェルニッケ-コルサコフ（Wernicke-Korsakoff）症候群も知ら

れています．鑑別診断としては，虫垂炎，胃十二指腸潰瘍，肝疾患，腸閉塞，食中毒，回虫症などがあげられます．

III．つわりと妊娠悪阻の治療

　入院して心身の安静を保つだけで症状が軽快する場合もあります．入院の目安は，摂水・摂食困難，体重減少，血液濃縮，ケトン尿などですが，個々の症例によります．食事は頻回自由摂取が原則ですが，この時期，味覚の閾値（ハードル）が下がるので，個々の好みに応じた味付け（うす味）が必要な場合もあります．女性は黄体期（高温相）には，卵胞期（低温相）よりも，味覚の閾値が低いので，味をより強く感じるといわれています．

　一般に，輸液療法が行われます．ブドウ糖液，電解質液などを1日1～3ℓ補液します．また，ビタミン類（B_1，B_2，B_6，C），肝庇護剤，代謝賦活剤，アミノ酸製剤なども適宜添加されます．薬物療法としては，制吐剤，鎮静剤などが用いられますが，これさえも吐いてしまうので，内服は困難なことがあります．比較的安定期には，小半夏加茯苓湯，半夏厚朴湯，五苓散，六君子湯などの漢方製剤が用いられることもあります．

　しかしながら，治療に反応せず症状が増悪する場合には，母体生命の危機から人工妊娠中絶も考慮されます．

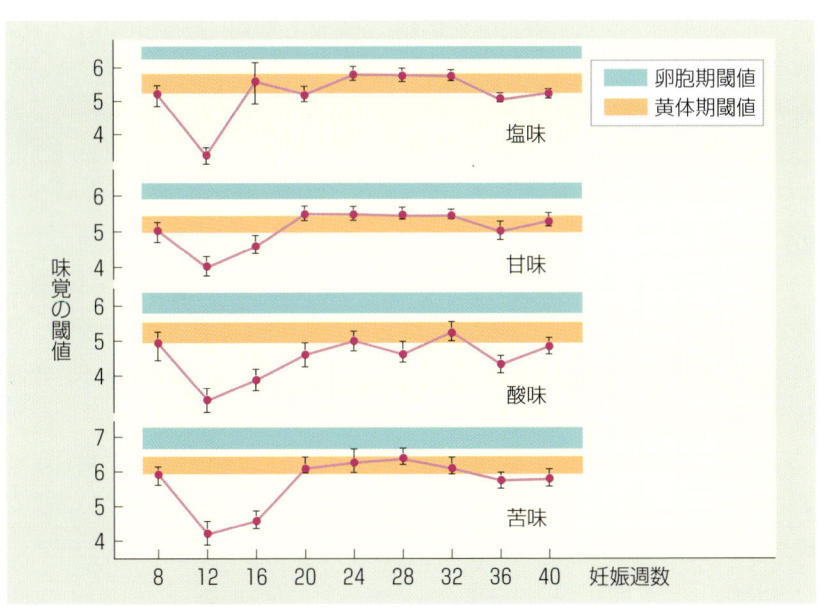

図1　妊娠時の味覚閾値の変動
藤本征一郎・奥山和彦「妊娠初期の異常」，矢嶋聰他編：NEW　産婦人科学（南江堂），p.154, 1997より

栄養食事療法

Ⅰ. 栄養食事療法の考え方

❶ つわり

　妊婦によっては，妊娠するとさっぱりしたものや酸味のあるもの，冷たいものを好むようになり，好みに変化がみられます。また，起床時や空腹時に，吐き気や嘔吐が強くなる傾向があります。これは，経産婦より初産婦に多くみられます。妊娠前よりも香りやにおいに敏感になる妊婦もおり，心理的影響も大きく，食事の場を変えたりして気分を一新するのも栄養食事療法の1つです。特に，食後は十分に休息をとり，吐き気を防ぐようにしましょう。

　食欲不振，食物に対する嗜好の変化，偏食などにより悪心，嘔吐が反復することで，妊婦自身が「食べると具合が悪くなる」という恐怖心を持つようになる場合もあります。このような状態が続くと栄養だけでなく代謝の悪循環にもつながり，症状が一段と悪化します。

　何が何でも必要量を満たす必要性はなく，一時的な栄養上のアンバランスは胎児の発育に大きな影響を及ぼさないことを十分に納得させ，元気づける必要があります。妊婦自身が「時間の経過とともにいずれは改善するもの」と受け止めること，家族のサポートなどを得ながら焦らずにその期間を乗り越えることが重要です。

　何よりも，対症療法的に食事の仕方を工夫し，母体の栄養状態を低下させないように心身の安定を第一にします。つわりが生じている期間は，1日3回という食事のスタイルにこだわらず，食べられるときに食べやすい食品や食べられる分量を摂取することです。その際，水分やミネラル，ビタミンなどを上手に摂取することも大切です。

❷ 妊娠悪阻

　つわりの症状が著しく悪化し，一時的に栄養代謝障害に陥っている状態と考えられる妊娠悪阻では，空腹か満腹かにかかわらず生じる嘔気や嘔吐，過剰な唾液分泌によって飲食が困難になるので，著しい体重減少，脱水，電解質やpH異常を生じます。

　この場合は，最初に外来での水分輸液を試み，改善がみられない場合には

表1　妊娠悪阻の程度

第1期	強い嘔吐　脱水　体重減少
第2期	やせ　舌苔　口臭　体温低下　代謝性アシドーシス
第3期	頭痛　めまい　嗜眠　昏睡　まれに死亡することがある

入院して絶食とし，経腸栄養や末梢静脈栄養（PPN）[*1]を実施して，栄養補給，脱水の改善，ミネラルとpHの補正とビタミン補給を行います。経口摂取ができるようになれば，流動食や軟食から試み，常食が摂取できるようになれば退院がほぼ可能です。

[*1] 末梢静脈栄養（PPN: peripheral parenteral nutrition）：四肢の末梢静脈から，点滴で栄養素を注入する方法。高浸透圧の輸液を用いられないので，投与カロリーは1,200 kcal程度までである。したがって，1～2週間以内に経腸栄養が開始される場合に用いられる。

II. 栄養基準（栄養補給）

❶ 妊娠時の食事摂取基準

「日本人の食事摂取基準」では妊娠時期別に各栄養素の付加量が設定されています。エネルギー量は，妊娠初期（16週未満）に50 kcalが付加され，エネルギー代謝に応じて必要となるビタミンB_1，ビタミンB_2やナイアシンのいずれも，妊娠初期では，付加量はありません。妊娠前に培われた母体の栄養状態が整っている限り，つわりによる一時的な摂食量の減少が胎児の発育に影響を及ぼすことはありません。

妊婦のたんぱく質の付加量は，妊娠時期を問わず10 gです。

妊娠初期に必要な栄養基準を表にまとめました（表2）。

表2 妊娠初期の栄養基準（1日あたり）

	栄養基準		（付加量）
エネルギー（kcal）	身体活動レベルI	1,800	（＋50）
	身体活動レベルII	2,100	（＋50）
	身体活動レベルIII	2,400	（＋50）
たんぱく質	60 g		（＋10 g）
脂質	50 g		0
ビタミンB_1	1.1 mg		0
ビタミンB_2	1.2 mg		0
ビタミンB_6	2.0 mg		（＋0.8 mg）
葉酸	440 μg		（＋200 μg）
ビタミンB_{12}	2.8 μg		（＋0.4 μg）
ビオチン	47 μg		（＋2 μg）
パントテン酸	6 μg		（＋1 μg）
ビタミンC	110 mg		（＋10 mg）
ビタミンA	670 μg RE		（＋70 μg RE）
ビタミンD	7.5 μg		（＋2.5 μg）
ビタミンE	8 mg		0
カルシウム	600 mg		0
マグネシウム	310 mg		（＋40 mg）
鉄	19.5 mg		（＋13.0 mg）
銅	0.8 mg		（＋0.1 mg）
亜鉛	10 mg		（＋3 mg）

＊身体活動レベル：低い（I）は，生活の大部分が座位で家事やゆっくりした歩行などの買い物程度の場合。
ふつう（II）は，座位中心だが，仕事等での立作業，通勤・買い物などがある場合。
高い（III）は，移動や立位の作業，スポーツなど余暇での運動習慣がある場合。
「日本人の食事摂取基準2005年版」をもとに作成

❷ 妊娠初期に特に必要とされる栄養素

1 葉酸

2000（平成12）年，当時の厚生省は「妊娠を計画，あるいは妊娠の可能性がある女性が，妊娠1カ月以上前から妊娠3カ月まで通常の食事摂取に加え栄養補助食品などから葉酸400 μg を毎日摂取すると，神経管閉鎖障害[*2]の発生リスクを集団として低減化することが期待できる」と通達しています。

国民健康・栄養調査によると，若い世代の葉酸摂取量は著しく不足しており，緑黄色野菜やレバー，豆類などの食品から摂取するだけでなく，栄養機能食品[*3]を必要に応じて利用し摂取量を増すことが必要です（図2・表3）。ただし，葉酸の過剰な摂取はビタミン B_{12} 欠乏の診断を困難にするため，1,000 μg/日が上限量と設定されていますから，含有量の不明ないわゆる健康食品などからの摂取は避けましょう。

2 ビタミン B_6 とビタミン B_{12}

神経管閉鎖障害やダウン症など先天性代謝異常の発生リスクとして，血中ホモシステインの増大も挙げられます。ホモシステインを分解する2つの代謝経路において，葉酸，ビタミン B_6，ビタミン B_{12} は重要な補助因子となり，いずれが不足しても血中のホモシステイン濃度が増大します。また，つわりを呈する妊婦の尿中に多量に排泄され，つわりの一因ともいわれるキサンツレン酸は，ビタミン B_6 不足で生じるともいわれています。まぐろなどの魚類，豆類，種実類に含まれるビタミン B_6 や，さんまやあさりなどの魚介類，レバーに含まれるビタミン B_{12} の上手な摂取が必要です（表3）。

3 ビタミンA

脂溶性のビタミンAは上皮細胞，器官，臓器の成長や分化を進めますが，過剰摂取すると催奇形性[*4]を導く可能性が高まるため，厚生省は1995（平成7）年「妊娠3カ月以内または妊娠を希望する女性におけるビタミンA摂取の

[*2] 神経管閉鎖障害：神経管（脊椎）上部に閉鎖障害が生じると，無脳症となって流産や死産が起きやすく，誕生しても早期に死に至りやすい。神経管下部に閉鎖障害が生じると二分脊椎といい，下肢運動障害，直腸や膀胱の機能障害を起こす。

[*3] 栄養機能食品：保健機能食品制度（2001年）で設定された，1日に必要な栄養成分で不足する分を補給・補完のために利用する食品。厚生労働大臣が定める規格基準に従っていれば，栄養機能の表示が可能。

[*4] ビタミンAの持つ催奇形性：脂溶性ビタミンであるビタミンAは，妊婦によって過剰摂取されて蓄積されると胎児に影響を及ぼし，口唇口蓋裂，心臓や血管の異常，目や耳の異常などの奇形を生じる。

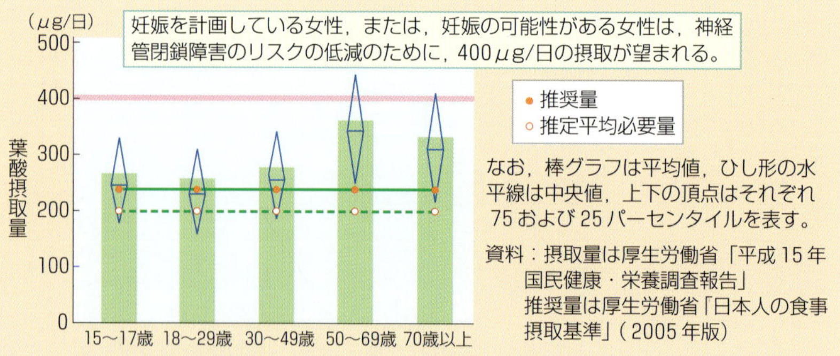

図2 葉酸摂取量と葉酸推奨量（女性，年齢階級別）

妊娠を計画している女性，または，妊娠の可能性がある女性は，神経管閉鎖障害のリスクの低減のために，400μg/日の摂取が望まれる。

● 推奨量
○ 推定平均必要量

なお，棒グラフは平均値，ひし形の水平線は中央値，上下の頂点はそれぞれ75および25パーセンタイルを表す。

資料：摂取量は厚生労働省「平成15年国民健康・栄養調査報告」
推奨量は厚生労働省「日本人の食事摂取基準」（2005年版）

表3 妊娠初期に必要な各栄養素を多く含む食品

	食品名	100gあたり	1回使用量 量(g)	1回使用量 含有量
葉酸（μg）	ほうれんそう	210	80	168
	若鶏（肝臓）	1,300	60	780
	糸引き納豆	120	40	48
	いちご	90	100	90
ビタミンB_6（mg）	みなみまぐろ（赤身）	1.08	80	0.86
	ピスタチオ（いり）	1.22	20	0.24
	糸引き納豆	0.24	40	0.10
	若鶏肉（むね 皮なし）	0.54	60	0.32
ビタミンB_{12}（μg）	さんま	17.7	80	14.2
	あさり	52.4	30	15.7
	かき（養殖）	28.1	100	28.1
	若鶏（肝臓）	44.4	60	26.6
	すじこ	53.9	15	8.1
	しじみ	62.4	20	12.5
ビタミンA（μgRE） *RE＝レチノール当量	若鶏（肝臓）	14,000	60	8,400
	うなぎ（かば焼）	1,500	80	1,200

留意点等について」という通知を行っています。「日本人の食事摂取基準」における上限量は3,000μgRE/日とされ、ビタミンAを大量に含む食品や栄養機能食品などの連続的な利用に対する注意を促しています。

4 n-3系多価不飽和脂肪酸

胎児の神経系器官形成のために、エイコサペンタエン酸（EPA）やドコサヘキサエン酸（DHA）などのn-3系多価不飽和脂肪酸の要求量が増大し、摂取量が少ないと早産や低出生体重児の発生率が増大することが報告されています。いわしやさば、ぶりなど青皮魚の積極的な摂取を心がけましょう。

❸ 妊娠悪阻の場合

悪性の妊娠悪阻では飲食がほぼ不可能になり、体重減少や脱水、母体血中Na, K, Cl濃度の低下、尿中ケトン体*5の増大などを生じますので、入院絶食下で、末梢静脈栄養による栄養管理を行います。この場合、2,000～2,500mlを目安とする輸液にビタミンB_1を50～100mg程度添加します。自発的に経口摂取をしたい、あるいは空腹感を感じられるようになったら、少量の水分を口から摂取しても良いでしょう。症状を観察しながら、流動食、軟食と徐々にアップさせ、栄養量を確保していきます。

末梢静脈栄養を2週間程度実施しても症状が改善せず、体重減少が著しい場合は中心静脈栄養（TPN）を行います。

いずれもビタミンB_1不足が生じると乳酸アシドーシス*6や、重症化の可能性もあるウェルニッケ（Wernicke）脳症*7を引き起こすので、血中ビタミンB_1濃度のモニタリングは、妊娠悪阻の診断基準となる尿中ケトン体濃度の測定とともに重要です。

*5 尿中ケトン体：脂肪をエネルギー源として利用した際、分解により遊離脂肪酸が放出されアセチルCoAとなるが、過剰だとTCAサイクルの処理能を超えケトン体が生成され、尿中に排泄される。ケトーシス、さらにケトアシドーシスを導く。

*6 乳酸アシドーシス：血中乳酸濃度が高まって酸性に傾き、呼吸障害や意識障害など重篤な症状を招く。解糖系を経てピルビン酸からアセチルCoA、TCA回路へ至る糖代謝経路の補酵素ビタミンB_1が不足し、乳酸が大量に産生されて生じる。

*7 ウェルニッケ（Wernicke）脳症：慢性アルコール中毒、栄養障害、中心静脈栄養でのビタミンB_1不足によって、脳内の乳頭体、中脳水道周囲、視床など特異な場所に病変が生じ、眼球運動障害、失調性歩行、意識障害が三大症状として現れる。

Ⅲ. 栄養食事療法の進め方

　食事，歯磨き粉の香り，うがいなどさまざまな状況で生じるつわりですが，食べなければ妊娠悪阻に陥る可能性がありますから，①食べられるときに好きなものを少量ずつ食べる，②空腹時に起きやすいので手軽に食べられるものを常備するなど，タイミングを逃さず食べる工夫が必要です．特にmorning sicknessともいわれるほど早朝空腹時に起きやすく，就寝直前の一口分と，朝ゆっくり上半身を起こしたときの一口分を枕元に準備しましょう．

　確保したい水分，ミネラル，ビタミンは，ミネラルウォーター，果汁100％フルーツジュースやレモネードなどを，時には凍らせて食間にとります．食事は，①市販品や外食も上手に利用して，作るも食べるも短時間，②香りは極力避け，香りを抑えるためには冷ます，③酸味の効いたさっぱりメニューを主とし，揚げ物，カフェインやアルコールは控えます．低脂肪高たんぱく質（魚，豆，皮なし鶏肉，卵など）を選び，消化の良い炭水化物（冷や飯，クラッカー，シリアル，いもやトマトなど）や果物から，糖質だけでなく食物繊維も摂取して便秘の予防にも努めましょう．流涎生唾が止まらず不快に感じるときは，ガムや硬い飴，氷をかむことも回避法の1つです．

Ⅳ. 食事計画（献立）の立て方

　つわりの時期は，嗜好を重視して食べたいものや，食べたい料理法を取り入れ，少しでも栄養がとれる食事計画が望まれます．特に，嘔吐により水分が失われる場合には，水分補給と便秘解消のために，生の果物をジュースにして飲用するのがお勧めです．一般に冷たい状態で食べる献立や酸味の効いた料理が好まれます（表4）．また，手早く調理できる献立や好みの常備菜も準備します．

表4　つわりに適した料理

主食類	おにぎり，すし，お茶漬，白がゆ，雑炊，ざるそば，ひやむぎ，そうめん，冷やし中華，サンドイッチ，ポテトチップス
魚類	刺し身，昆布じめ，やまかけ，酢の物，唐揚げ，塩焼き，漬け焼き，みそ漬，南蛮漬
肉類	コールミート，ゆで豚，唐揚げ，水炊き，しゃぶしゃぶ
豆腐類	冷やっこ，凍り豆腐，揚げ豆腐
野菜類	酢の物，サラダ，お浸し，だいこんおろし
卵・牛乳類	半熟卵，卵豆腐，茶碗蒸し，プリン，ゼリー，ババロア，コーヒー牛乳，牛乳

V. 栄養教育

❶ つわりや妊娠悪阻の場合

　胎児へ与える影響について，妊婦が感じている強いストレスと不安を取り除くためのカウンセリングを行いながら，①つわりは妊娠16週までにほぼ消失すること，②やや長期の体重減少があっても一時的なものであり，胎児は育ち続けていること，③妊娠悪阻であった妊婦グループの出生児の方が，健康であった妊婦グループの出生児の出生時体重平均値より大きい報告もあること，などを伝えます。焦らず，リラックスするように導きましょう。

❷ 妊娠以前の場合

　厚生労働省は2006（平成18）年，バランスのよい食事によって栄養状態を整えて妊婦となり，胎児の成長にふさわしい体重増加を経て，出産後母乳哺育を行える健康な女性づくりを目標に，「妊産婦のための食生活指針」（表5）を策定し，あわせて「妊産婦のための食事バランスガイド」を示しました。

　近年，日本の栄養問題として，思春期や若年期女性のやせ志向が挙げられますが，「やせ（BMI＜18.5）」状態での妊娠は，胎児を育むのに十分な母体の栄養状態を培っていない危険を伴います。妊娠前のやせや，妊娠中の体重増加率の低さ，喫煙などが影響する低出生体重児[*8]（2,500g未満）の出生頻度は，6.8％（1993年）から9.6％（2006年）へと増大しました。低栄養状態では神経管閉鎖障害発症リスクが高まるといわれています。また一方で，成人病胎児期発症（起源）説[*9]によれば，低栄養状態に適応した代謝系を持つ低出生体重児を過剰栄養の環境で育てると，代謝系を適合させることができないために，生活習慣病（成人病）を発症するといわれています。

　いずれにしても，次世代を育む性であると認識した生き方を，妊娠以前の早い時期から女性に浸透させる栄養教育が，早急に求められているのです。

[*8] 低出生体重児：出生時の体重が2,500g未満の新生児。原因として，①母親の妊娠以前の低栄養状態，②妊娠中の体重増加抑制，③喫煙，④妊娠高血圧症候群・自己免疫疾患・感染などによる胎盤機能の低下，が考えられている。

[*9] 成人病胎児期発症（起源）説：「成人病の素因は，受精時，胎児期，乳児期に，低栄養または過栄養に暴露されることにより形成され，それ以降の負の生活習慣に暴露されることにより，成人病が発症する」という説（Barker, DP, 福岡秀興訳）

表5　妊産婦のための食生活指針

- ○妊娠前から，健康なからだづくりを
- ○「主食」を中心に，エネルギーをしっかりと
- ○不足しがちなビタミン・ミネラルを，「副菜」でたっぷりと
- ○からだづくりの基礎となる「主菜」は適量を
- ○牛乳・乳製品などの多様な食品を組み合わせて，カルシウムを十分に
- ○妊娠中の体重増加は，お母さんと赤ちゃんにとって望ましい量に
- ○母乳育児も，バランスのよい食生活のなかで
- ○たばことお酒の害から赤ちゃんを守りましょう
- ○お母さんと赤ちゃんの健やかな毎日は，からだと心にゆとりのある生活から生まれます

食事計画 ｜ 献立例 1　　　1,800 kcal

主食はバラエティー豊かな組合せの献立

朝

献立	1人分材料・分量（目安量）	作り方
コーンフレーク 主食	コーンフレーク 80 g 牛乳 100 g	① コーンフレークをカップに盛り，牛乳をかける。
ハーブとチーズ入りオムレツ 主菜	卵 50 g 塩 0.2 g こしょう（少々） 牛乳 10 g プロセスチーズ 20 g バジル（乾）1 g	① 卵を割りほぐし，塩，こしょう，牛乳を加え混ぜる。 ② テフロン加工フライパンを熱して①を入れ，チーズとバジルを巻き込むようにクルクルと巻く。
フルーツサラダ 副菜	みかん（缶詰）30 g バナナ 40 g レモン汁 3 g ヨーグルトソース 　プレーンヨーグルト 25 g 　レモン汁 1 g	① 果物を一口大の大きさに切り，レモン汁3gをふりかける。 ② ヨーグルトとレモン汁1gを混ぜたヨーグルトソースをトッピングする。

昼

献立	1人分材料・分量（目安量）	作り方
冷しゃぶうどん 主食	豚肉（もも）40 g きゅうり 30 g かいわれだいこん 1 g にんじん 20 g うどん（ゆで）250 g つけ汁 　だし汁 40 g 　みりん 3 g 　うすくちしょうゆ 5 g 　しょうが 3 g 万能ねぎ 2 g	① きゅうり，にんじんはせん切り，万能ねぎは小口切りにする。しょうがはすりおろす。 ② 豚肉，うどんはそれぞれたっぷりのお湯でゆで，水にとって冷ます。 ③ にんじんもさっとゆで，冷ます。 ④ つけ汁の調味料を合わせる。 ⑤ 皿にうどん，豚肉，野菜を盛る。薬味におろししょうが，小口切りの万能ねぎを添える。
かぶと鶏ひき肉の煮物 副菜	かぶ 100 g 鶏ひき肉 25 g だし汁 80 g みりん 6 g 酒 10 g しょうゆ 6 g かぶの葉 20 g	① かぶは皮をむき，4等分に切る。葉は3cm位に切る。 ② 鍋に調味料を入れ，軽く沸騰したら鶏ひき肉を加え，箸でほぐし火を通し，①のかぶを加える。 ③ 落としぶたをして，かぶが軟らかくなるまで煮る。 ④ 最後にかぶの葉を入れ色よく仕上げる。
メロン デザート	メロン 50 g	① 一口大にカットして器に盛る。

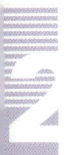

48　つわりと妊娠悪阻

献立		1人分材料・分量（目安量）	作り方
夕	ごはん 主食	ごはん 100g	
	わかめと ごまのスープ 汁	生わかめ 10g 万能ねぎ 2g いりごま 1g 中華だし 200g 塩 0.5g うすくちしょうゆ 4g 酒 4g こしょう（少々） ごま油 0.5g	① 中華だしに調味料を加え，熱する。 ② わかめ，万能ねぎ（小口切り），ごまを加えて，盛り付ける。
	中華風さしみ 主菜	たい 60g だいこん 40g 長ねぎ 5g にんじん 10g ピーマン 10g いりらっかせい 5g しょうゆ 5g ごま油 3g かき油 3g	① たいなど，さしみに適する魚をそぎ切りする。 ② だいこん，ねぎ，にんじん，ピーマンを細切りにする。 ③ ①②を皿に盛り付ける。 ④ いりらっかせいと調味料を混ぜ合わせ，③にかけ，全体を混ぜ合わせる。
	野菜の ピリ辛漬 副菜	たまねぎ 50g 赤ピーマン 30g かぼちゃ 40g カリフラワー 30g 酢 10g しょうゆ 6g 砂糖 5g 酒 5g ラー油（少々）	① たまねぎと赤ピーマン，かぼちゃは，薄切りにする。 ② かぼちゃは電子レンジで加熱しておく。 ③ カリフラワーは房をはずし，洗ってラップをして電子レンジにかける。 ④ 調味液を作り，①②③を浸し冷蔵庫でねかせる。

献立		1人分材料・分量（目安量）	作り方
間食	マシュマロ やわらか餅	マシュマロ 30g きな粉 3g	① マシュマロと水（大さじ1）を鍋に入れ煮溶かし，冷ます。 ② 深い容器に移し，冷蔵庫で1時間冷やす。 ③ 固まったら，一口大の大きさにスプーンですくい取り，きな粉をからめる。

1日の栄養量

	E(kcal)	P(g)	F(g)	食塩(g)
朝	592	22.1	16.8	2.8
昼	517	24.9	6.0	3.2
夕	460	22.4	10.7	3.5
間食	176	2.2	0.7	0.0
計	1,745	71.5	34.1	9.4

P：F：C　P 16.4　F 17.6　C 66.0　％

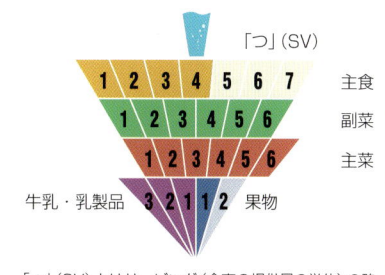

食事バランスガイド
「つ」（SV）とはサービング（食事の提供量の単位）の略

食事計画 │ 献立例 1　　1,800 kcal

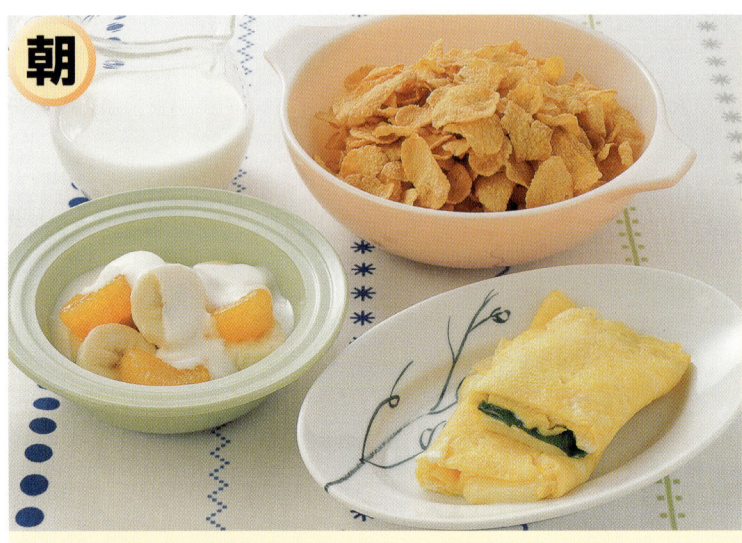

朝

● 歯ざわり良く軽快な朝食に，フルーツのさわやかな香りを添えて

- 主食　コーンフレーク
  - variation　胚芽パン
- 主菜　ハーブとチーズ入りオムレツ
  - variation　野菜たっぷりオムレツ　p.65
- 副菜　フルーツサラダ
  - variation　トマトとモッツァレラチーズのサラダ　p.68

	E(kcal)	P(g)	F(g)	食塩(g)
コーンフレーク	372	9.5	5.2	1.8
ハーブとチーズ入りオムレツ	150	11.0	10.7	1.0
フルーツサラダ	70	1.5	0.9	0.0

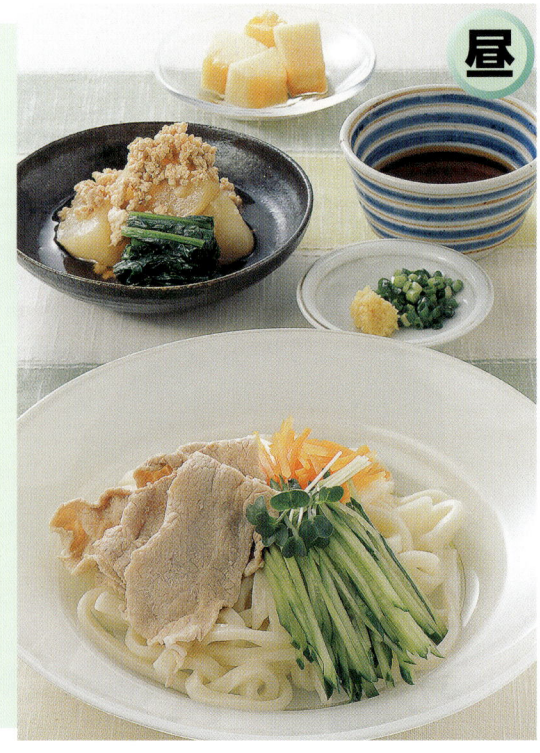

昼

● 野菜や果物たっぷりのヘルシーメニューです

- 主食　冷しゃぶうどん
  - variation　冷やしとろろそば　p.61
- 副菜　かぶと鶏ひき肉の煮物
  - variation　なすの煮浸し海鮮あんかけ　p.69
- デザート　メロン

	E(kcal)	P(g)	F(g)	食塩(g)
冷しゃぶうどん	398	17.3	3.7	2.2
かぶと鶏ひき肉の煮物	98	7.0	2.2	1.0
メロン	21	0.6	0.1	0.0

つわり・妊娠悪阻

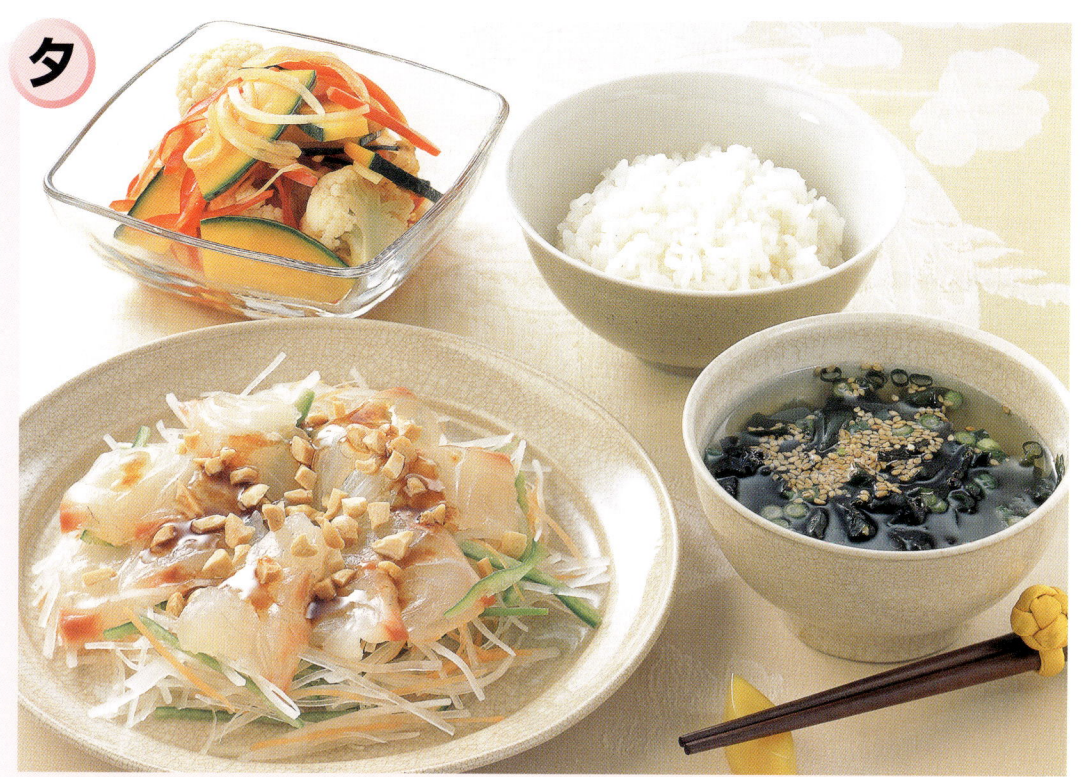

● 食物繊維あふれるメニューです

主食	ごはん
汁	わかめとごまのスープ *variation* ふかひれもどきスープ　p.62
主菜	中華風さしみ *variation* 酒蒸しさけのポン酢がけ　p.64
副菜	野菜のピリ辛漬 *variation* いろどりピーマンのマリネ中華風　p.68

	E(kcal)	P(g)	F(g)	食塩(g)
ごはん	168	2.5	0.3	0.0
わかめとごまのスープ	25	2.3	1.1	1.5
中華風さしみ	163	14.7	9.0	1.1
野菜のピリ辛漬	103	3.0	0.3	0.9

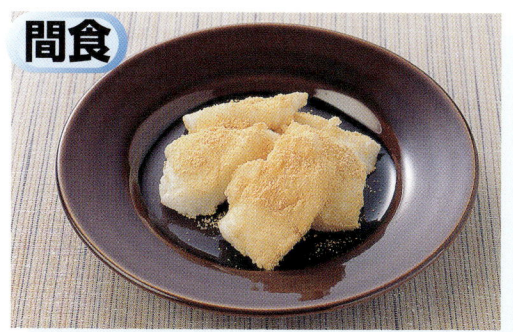

間食	マシュマロやわらか餅

	E(kcal)	P(g)	F(g)	食塩(g)
マシュマロやわらか餅	176	2.2	0.7	0.0

食事計画献立例1

食事計画｜献立例 2 1,800 kcal

ちょっと気の利いたメニューで和・洋・中を楽しむ献立

朝

献立	1人分材料・分量（目安量）	作り方
おにぎり さけ・おかか・ 梅干し **主食**	ごはん 150g 塩ざけ 5g かつお節 0.5g しょうゆ 1g 梅びしお 5g のり 0.6g	①塩ざけ，しょうゆまぶしたかつお節，梅びしおを準備し，おにぎりを作る。炊いたごはんが残った時に作っておくのも工夫の一つ。 ②のりを巻いて出来上がり。
じゃがいもの みそ汁 **汁**	じゃがいも 30g たまねぎ 20g 万能ねぎ 2g だし汁 180g みそ 12g	①じゃがいもは半月薄切り，たまねぎも大きさを合わせて切る。 ②水に①を入れて加熱し，じゃがいもに火を通す。 ③だしをとり，みそを入れて味を調える。 ④椀に盛り付け，みじん切りの万能ねぎを散らす。
だし巻き たまご **主菜**	卵 50g だし汁 15g 砂糖 5g みりん 2g 塩 0.2g しょうゆ 1g	①卵を割りほぐし，だし汁と調味料を混ぜ合わせる。 ②テフロン加工フライパンに，卵液を何度かに分けながら注ぎ込み，焦がさぬように巻きながら焼き上げる。
ひじきと 野菜の和え物 **副菜**	ひじき 5g にんじん 10g さやいんげん 5g プレーンヨーグルト 10g マヨネーズ 6g	①ひじきを水で戻し，軽くもみ洗いしてごみをとる。 ②にんじん，さやいんげんは3cm長さのせん切りにし，さっとゆでる。 ③ヨーグルトとマヨネーズを混ぜ，材料を和えて盛り付ける。

昼

献立	1人分材料・分量（目安量）	作り方
鶏ささ身と なめたけの おろしパスタ **主食**	鶏ささ身 30g えのきたけ（味付け瓶詰）20g だいこん 30g 青じそ 1g スパゲッティ 70g	①スパゲッティを，塩を加えた熱湯でゆで上げる。 ②鶏ささ身をゆで，食べやすい大きさにほぐしておく。 ③皿に盛ったスパゲッティの上に，②のささ身，だいこんおろし，えのきたけの順に置く。 ④最後に，せん切りして水に放っておいたしそをのせる。
にんじんと たまねぎの ミルクスープ **汁**	たまねぎ 20g にんじん 10g ソーセージ 15g 固形コンソメ 1g 水 100g 牛乳 80g 塩 0.5g こしょう（少々） パセリ（少々）	①たまねぎとにんじんは1cm大の色紙切りにする。 ②ソーセージは薄い輪切りにする。 ③水にコンソメ，①を入れて煮る。 ④③にソーセージ，牛乳，塩を入れひと煮立ちさせる。 ⑤器に盛り，刻みパセリを散らす。
かき **デザート**	かき 80g	

つわりと妊娠悪阻

つわり・妊娠悪阻

夕

献立	1人分材料・分量（目安量）	作り方
ビビンバ 主食	ごはん 160 g 牛肉（かた）50 g 　うすくちしょうゆ 5 g 　ごま油 3 g ほうれんそう 50 g 　うすくちしょうゆ 4 g 　いりごま 2 g 　ごま油 1 g もやし 50 g 　うすくちしょうゆ 4 g 　ごま油 1 g	①細切りにした牛肉にしょうゆをからめ，ごま油で炒める。 ②ゆでたほうれんそうの水気をしぼり 3 cm長さに切り，ごま油，しょうゆとごまで調味する。 ③ゆがいたもやしの水気をとり，ごま油，しょうゆで調味する。 ④茶碗に盛り付けたごはんの上に①②③を色よく盛り付ける。
中華風 つみれ汁 汁	つみれ 30 g チンゲンサイ 10 g たけのこ 10 g はるさめ 3 g 中華だし 150 g 塩 1 g 酒 1 g	①チンゲンサイ，たけのこは食べやすい大きさに切る。 ②はるさめは戻し，3 cm長さに切る。 ③中華だしを温め，つみれ，①②を加え，塩，酒で調味する。
豆腐サラダ 主菜	絹ごし豆腐 50 g きゅうり 15 g 青じそ 0.5 g ノンオイルドレッシング 5 g	①きゅうりは斜め半月切りにする。 ②しそはせん切りにする。 ③豆腐ときゅうりとしそをざっくりと混ぜ，ドレッシングをかける。

間食

献立	1人分材料・分量（目安量）	作り方
なめらか プリン	卵 25 g 牛乳 50 g 生クリーム 25 g 砂糖 18 g グラニュー糖 8 g 水 2 g 湯 4 g	①牛乳，生クリーム，砂糖を鍋に入れ温める。 ②卵に①を加え，耐熱のカップに入れる。アルミ箔でしっかりふたをする。 ③鍋にカップを入れ，熱湯をカップの高さの1/2程度まで注ぎ，鍋にふたをし弱火で10分程度加熱する。 ④火を止めて余熱で5分蒸らし，冷蔵庫で冷やす。 ⑤グラニュー糖に水を入れ加熱し，焦げ色がついたら湯を加え，やわらかめのカラメルソースを作る。 ⑥冷やしたプリンに③をかける。

1日の栄養量

	E(kcal)	P(g)	F(g)	食塩(g)
朝	492	15.4	12.1	3.2
昼	474	22.2	9.4	2.2
夕	582	24.1	20.7	4.1
間食	269	6.4	14.3	0.3
計	1,817	68.1	56.5	9.7

P：F：C　P 15.0　F 28.0　C 57.0　%

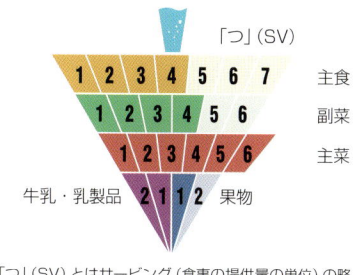

食事バランスガイド

「つ」(SV) とはサービング（食事の提供量の単位）の略

食事計画 | 献立例 2　　　1,800 kcal

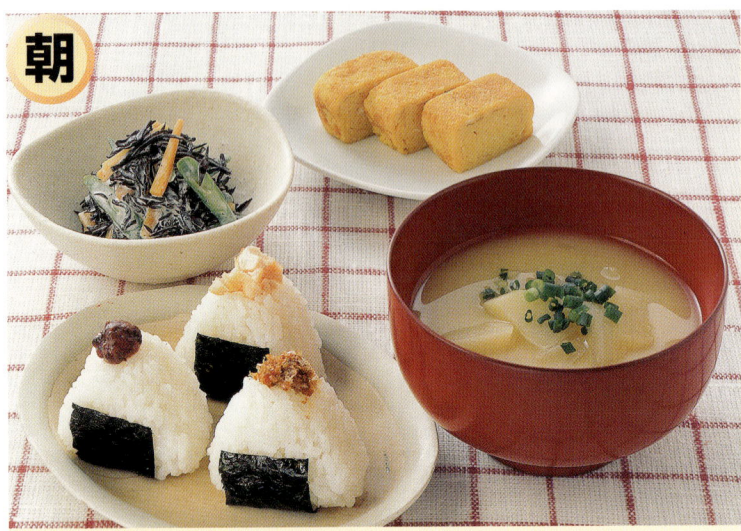

朝

● いろいろな具材で何種類もの味が楽しめる一口おにぎりです

- **主食** おにぎり
  variation 焼きおにぎりのだし茶漬 *p.60*
- **汁** じゃがいものみそ汁
  variation 油揚げとほうれんそうのみそ汁
- **主菜** だし巻きたまご
  variation わかめとねぎとしめじの和風スクランブルエッグ *p.67*
- **副菜** ひじきと野菜の和え物
  variation かぶときんかんのなます *p.69*

	E(kcal)	P(g)	F(g)	食塩(g)
おにぎり	275	5.6	1.1	0.6
じゃがいものみそ汁	56	2.4	1.0	1.7
だし巻きたまご	101	6.3	5.2	0.6
ひじきと野菜の和え物	60	1.1	4.9	0.3

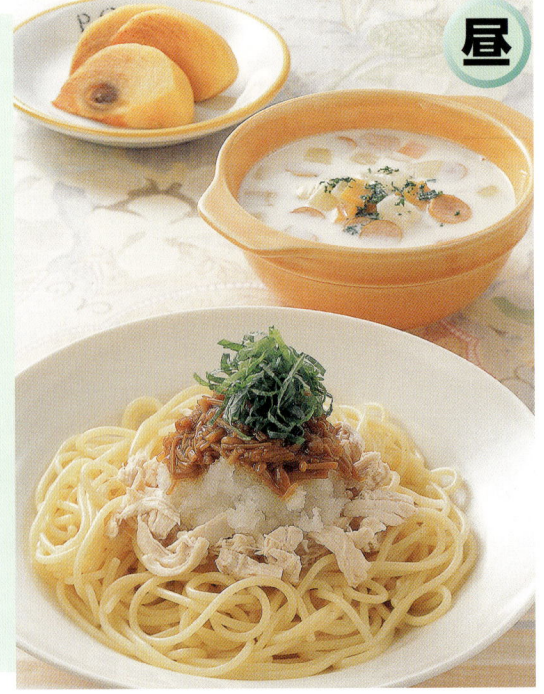

昼

● 市販品を上手に使って，簡単手作りメニューを

- **主食** 鶏ささ身となめたけのおろしパスタ
  variation ミニトマトの冷製スパゲッティ *p.60*
- **汁** にんじんとたまねぎのミルクスープ
  variation かぼちゃのスープ
- **デザート** かき

	E(kcal)	P(g)	F(g)	食塩(g)
鶏ささ身となめたけのおろしパスタ	310	16.9	1.9	0.9
にんじんとたまねぎのミルクスープ	115	5.0	7.4	1.3
かき	48	0.3	0.2	0.0

つわりと妊娠悪阻

つわり・妊娠悪阻

夕

● 品数少なく，食べる工夫を。ビビンバの具は既製品を利用するのも一案です

主食	ビビンバ
	variation きんぴら混ぜごはん　*p.61*

汁	中華風つみれ汁
	variation 鶏肉ときのこのスープ　*p.63*

| 主菜 | 豆腐サラダ |

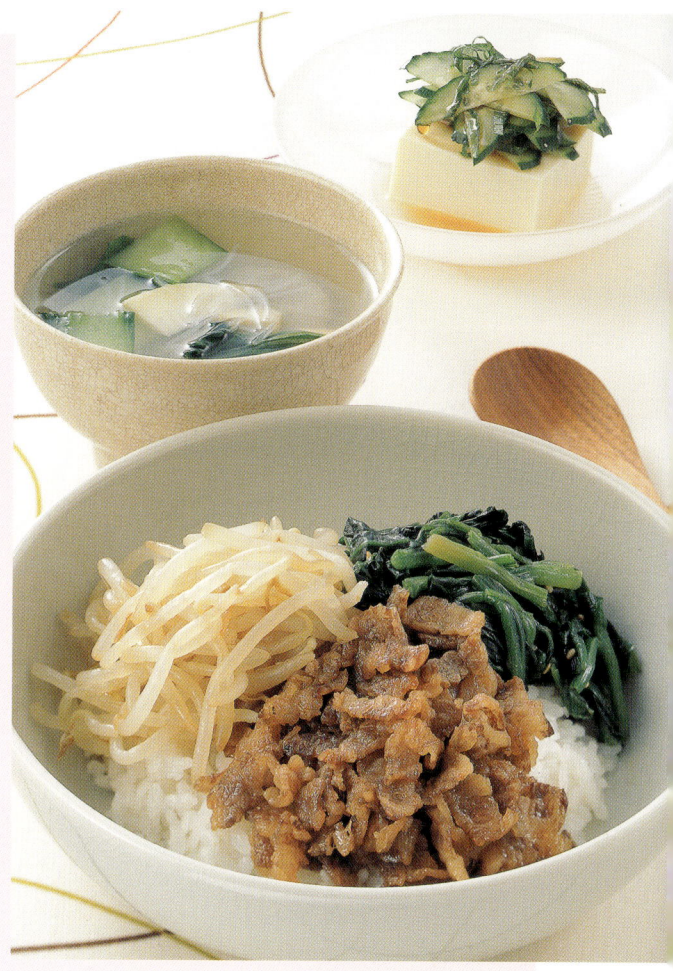

	E(kcal)	P(g)	F(g)	食塩(g)
ビビンバ	494	16.1	17.9	2.1
中華風つみれ汁	54	5.2	1.3	1.6
豆腐サラダ	34	2.8	1.5	0.4

間食

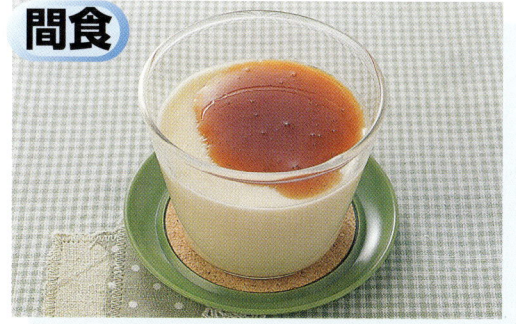

| 間食 | なめらかプリン |

	E(kcal)	P(g)	F(g)	食塩(g)
なめらかプリン	269	6.4	14.3	0.3

食事計画献立例2

食事計画 ｜ 献立例 3　　1,800 kcal

調理法をできるだけ簡単にした即席メニュー

朝

献立	1人分材料・分量（目安量）	作り方
ツナとチーズのサンドイッチ （主食）	食パン 100 g きゅうり 10 g バター 6 g ツナ（缶） 20 g マヨネーズ 5 g スライスチーズ 10 g マーマレード 7 g	① 刻んだきゅうりとツナをマヨネーズで和える。 ② 12枚切り（サンドイッチ用）の厚さの食パン4枚を用意し，バターを塗る。 ③ 1組には①を，他組にはスライスチーズとマーマレードをはさむ。
野菜たっぷりトマトスープ （汁）	さやいんげん 10 g トマト（缶詰・ホール無塩） 50 g じゃがいも 25 g にんじん 20 g 赤ピーマン 20 g たまねぎ 30 g マカロニ 10 g 固形コンソメ 1 g	① 野菜を細かく切る。 ② マカロニを加え，コンソメスープを作る。
あんずヨーグルト （デザート）	プレーンヨーグルト 80 g あんずジャム 20 g	① ヨーグルトにあんずジャムをかける。

昼

献立	1人分材料・分量（目安量）	作り方
冷や汁 （主食）	ごはん 120 g 木綿豆腐 60 g きゅうり 50 g 青じそ 1 g たまねぎ 10 g 長ねぎ 5 g いりごま 8 g いりらっかせい 8 g みそ 10 g だし汁 150 g	① ごまとらっかせいをする。（練りごまと無塩ピーナッツバターでも可。） ② みそを加え，少量の熱湯でみそを軟らかくする。 ③ 豆腐を入れて，つぶす。 ④ 冷たいだし汁を加える。 ⑤ きゅうりは輪切り，しそはせん切り，たまねぎはみじん切り，ねぎは小口切りにし，きゅうりとたまねぎは塩もみして水洗いし，水分をしぼる。ねぎは水にさらす。 ⑥ ⑤に④を加え混ぜる。 ⑦ 碗に盛り付けたごはん（冷やめしで可）に，⑥をかける。
たらのホイル焼き梅おろしがけ （主菜）	銀だら 70 g 塩 0.3 g こしょう（少々） しめじ 30 g オクラ 30 g だいこん 45 g 梅干し 10 g	① 銀だらに塩とこしょうを振っておく。 ② アルミ箔に置いたたらに，しめじ，オクラを飾り，包み込む。 ③ トースターを温め，②を15分ほど焼く。 ④ だいこんおろしを作り，種をはずしてたたいた梅干しと和える。 ⑤ 焼き上がったたらに，梅おろしを添える。

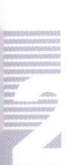

つわりと妊娠悪阻

	献立	1人分材料・分量（目安量）	作り方
夕 主食	うなちらし	ごはん 180g 　酢 10g 　塩 1g 　砂糖 5g うなぎかば焼 40g 卵 25g（1/2個） 　砂糖 0.5g 　油（少々） 冷凍えだまめ 15g のり 0.3g 酢漬しょうが 5g	① うなぎを細く切る。 ② 薄焼きたまごを作り，細く切る。 ③ えだまめは解凍しさやから出す。 ④ 酢，砂糖，塩を混ぜ，ごはんに合わせすしめしを作る。 ⑤ すしめしの上に，うなぎ，卵，えだまめをのせる。 ⑥ 酢漬しょうがを添え，のりを散らす。
汁	ふの清し汁	観世ふ 3g 糸みつば 5g だし汁 150g 塩 0.8g うすくちしょうゆ 1.2g ゆず果皮（少々）	① だし汁を塩としょうゆで調味し，ふを放つ。みつばはさっとゆでて2〜3cm長さに切る。 ② 吸い口として，みつばを添え，ゆずを散らす。
副菜	ほうれんそうのごま和え	ほうれんそう 60g すりごま 6g しょうゆ 4g 砂糖 3g だし汁 20g	① ほうれんそうはゆがいて水をきり，3cmの長さに切る。 ② ごま，しょうゆ，砂糖，だし汁を混ぜたところにほうれんそうを入れ，和える。

	献立	1人分材料・分量（目安量）	作り方
間食	レモンのシャーベット	レモン汁 30g 水 50g 砂糖 25g 卵白 10g レモン（飾り用）適宜	① 小鍋に水と砂糖を入れて煮立たせ，シロップを作って冷ましておく。 ② ボウルに卵白を入れて，しっかりと泡立てる。 ③ ①にレモン汁と②を加え，混ぜ，バットなどに移して冷凍庫で冷やし固める。

1日の栄養量

	E(kcal)	P(g)	F(g)	食塩(g)
朝	644	21.3	22.9	2.5
昼	428	27.0	12.4	3.0
夕	612	25.2	16.5	3.7
間食	109	1.2	0.1	0.1
計	1,793	74.7	51.8	9.2

P：F：C　P 16.7　F 26.0　C 57.3　％

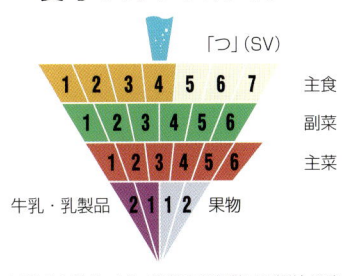

食事バランスガイド

「つ」(SV)とはサービング（食事の提供量の単位）の略

食事計画 | 献立例 3　　1,800 kcal

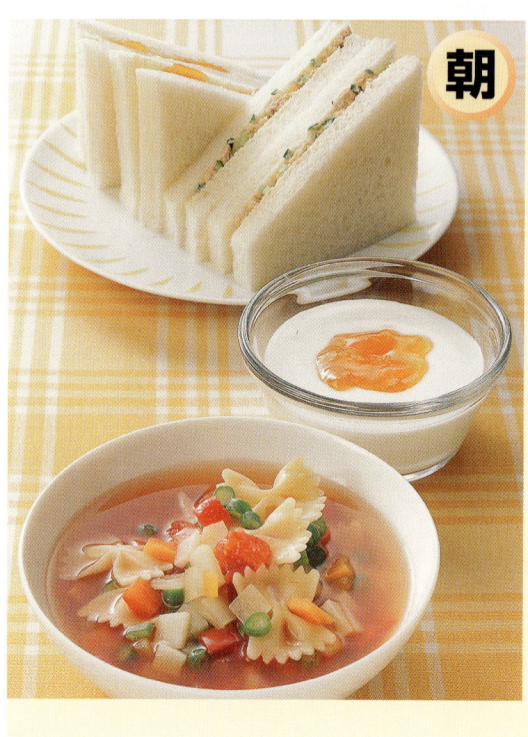

朝

● スープなら食欲のない朝も野菜を食べやすく

主食	ツナとチーズのサンドイッチ *variation*　レバー＆チーズのロールサンド *p.61*
汁	野菜たっぷりトマトスープ *variation*　ミックスビーンズのサラダ *p.68*
デザート	あんずヨーグルト

	E(kcal)	P(g)	F(g)	食塩(g)
ツナとチーズのサンドイッチ	446	15.3	20.0	2.0
野菜たっぷりトマトスープ	96	3.0	0.5	0.5
あんずヨーグルト	102	2.9	2.4	0.1

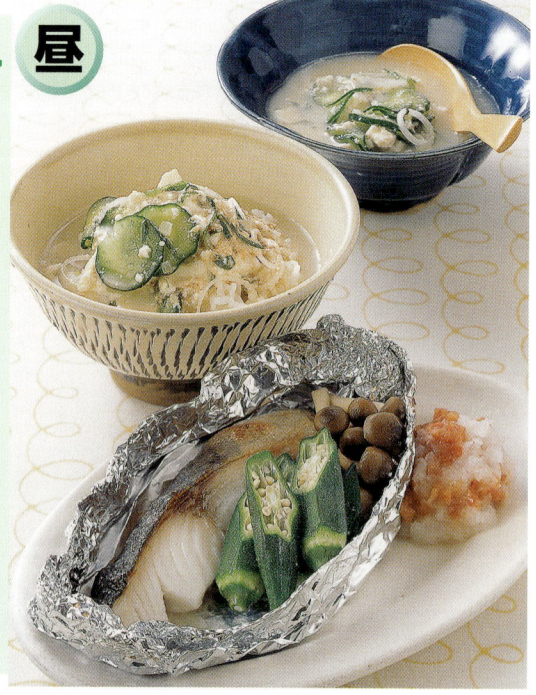

昼

● 宮崎の郷土料理冷や汁は夏が主ですが、季節が違っても食欲のない日に最適です

主食	冷や汁 *variation*　麦とろめし
主菜	たらのホイル焼き　梅おろしがけ *variation*　あじとわけぎの酢みそ風味 *p.67*

	E(kcal)	P(g)	F(g)	食塩(g)
冷や汁	342	12.9	11.9	1.4
たらのホイル焼き梅おろしがけ	86	14.1	0.5	1.6

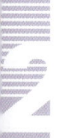

| | つわり・妊娠悪阻 |

夕

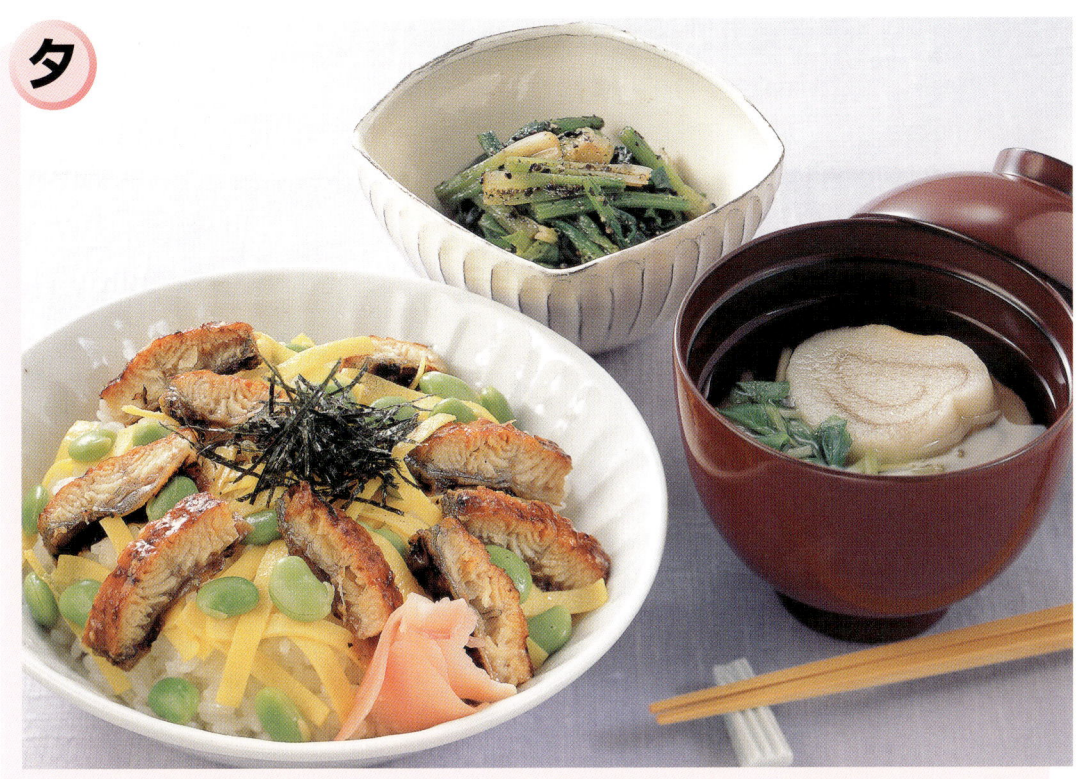

● いろいろな材料を混ぜて楽しむオリジナルちらしずし

	E(kcal)	P(g)	F(g)	食塩(g)
うなちらし	506	18.9	12.7	2.0
ふの清し汁	43	3.4	0.3	1.1
ほうれんそうのごま和え	63	2.9	3.5	0.6

主食 うなちらし
variation 手まりずし p.60

汁 ふの清し汁
variation 葛鶏の清し汁 p.63

副菜 ほうれんそうのごま和え
variation しめじのおろし和えゆず風味 p.69

間食

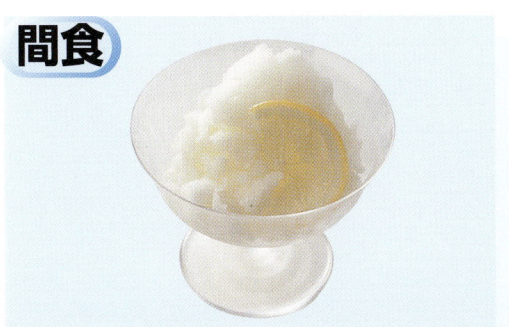

間食 レモンのシャーベット

	E(kcal)	P(g)	F(g)	食塩(g)
レモンのシャーベット	109	1.2	0.1	0.1

食事計画献立例3　59

組合せ料理例

主食

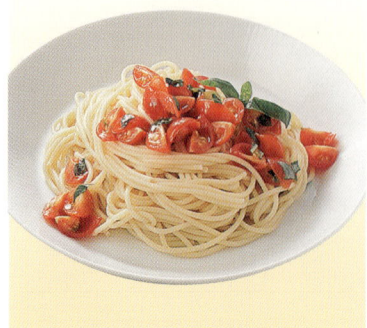

ミニトマトの冷製スパゲッティ

材料・分量（目安量）

スパゲッティ	100 g	ワインビネガー	15 g
ミニトマト	60 g	塩	2 g
バジルの葉	1 g	こしょう	（少々）
オリーブ油	26 g		

作り方
① ミニトマトは4等分にする。
② ボウルにオリーブ油，ワインビネガー，バジルの葉を混ぜ合わせ，塩・こしょうで味を調える。
③ ①に②を加え，冷蔵庫で冷やしておく。
④ たっぷりの湯に塩（分量外）を加え，スパゲッティをゆで，氷水で冷やし水気をきる。③をからめ，器に盛る。

E(kcal)	P(g)	F(g)	食塩(g)
638	13.7	28.3	2.0

●調味された冷トマトに負けないほどに，パスタを冷たく冷やします。

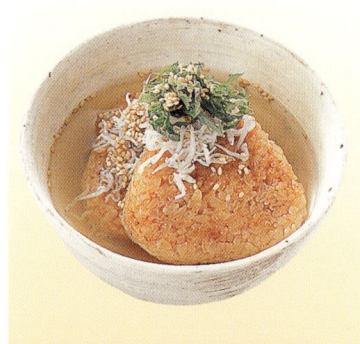

焼きおにぎりのだし茶漬 大葉・ごま添え

材料・分量（目安量）

冷凍焼きおにぎり	180 g（2個分）	しらす干し	5 g
青じそ	（1枚）	だし汁	200 g
白ごま	1 g		

作り方
① 焼きおにぎりを電子レンジで温める。青じそはせん切りにする。
② ①をお椀に置き，熱々のだし汁を加える。
③ 青じそとしらす干し，ごまを添える。

E(kcal)	P(g)	F(g)	食塩(g)
325	7.8	1.5	0.5

●炊飯回数を少なくし，余ったらおにぎりで冷凍保存して一工夫。

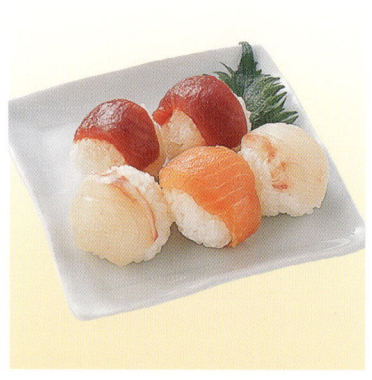

手まりずし

材料・分量（目安量）

刺し身（たい・まぐろ	各20 g，	酢	10 g
さけ10 g）		砂糖	4 g
ごはん	180 g	塩	1.2 g
		青じそ	（1枚）

作り方
① 酢に砂糖，塩を加えよく混ぜ，合わせ酢を作る。
② ごはんに合わせ酢をかけ，ふたをして1～2分蒸らす。木杓子で切るようにほぐす。
③ サランラップにお好みの刺し身を1枚敷き，すしめしをのせ，サランラップごとキュッとしぼる。
④ 残りの刺し身でも同様に作り，皿に並べる。しそを1枚添える。

E(kcal)	P(g)	F(g)	食塩(g)
381	15.2	2.1	1.2

●一口サイズ。コンパクトに愛らしく作って食欲増進を図ります。

きんぴら混ぜごはん

材料・分量（目安量）

ごはん	100 g	ごま油	3 g
牛薄切り肉（もも）	30 g	砂糖	3 g
にんじん	10 g	しょうゆ	6 g
ごぼう	20 g	いりごま	1 g
れんこん	20 g	さやえんどう	3 g

作り方

① 牛もも肉，にんじん，ごぼうはせん切りに，れんこんは薄いいちょう切りにする。
② ごぼうとれんこんはそれぞれ水につけて，あくを抜く。
③ フライパンにごま油を熱し，①の牛肉，にんじんと水をきった②を炒める。
④ 調味料を加え，汁気がなくなるまで炒め煮にする。
⑤ ごはんと④を混ぜ，塩ゆでしてせん切りにしたさやえんどうといりごまを散らす。

● 食物繊維がたっぷりとれます。冷凍野菜を使っても便利です。

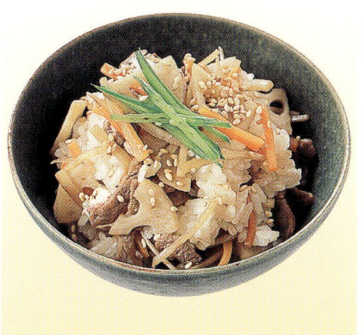

E(kcal)	P(g)	F(g)	食塩(g)
322	9.7	9.1	0.9

冷やしとろろそば

材料・分量（目安量）

そば（乾）	80 g	万能ねぎ	3 g
（ゆでで約190 g）		だし汁	40 g
ながいも	50 g	しょうゆ	12 g
うずら卵	8 g（1個）	みりん	6 g
こまつな	70 g		

作り方

① ながいもをする。こまつなは塩ゆでし3cm長さに，万能ねぎは小口切りにする。
② 調味料を合わせ，①のながいもに少しずつ混ぜる。器に盛り，ねぎ，うずら卵をのせる。
③ たっぷりのお湯でそばをゆでて冷水にとり，水気をきって器に盛る。
④ ③にこまつなを添え，②につけて食べる。

● のど越しのよいそばとながいもでさっぱりと。消化の良さもおすすめです。

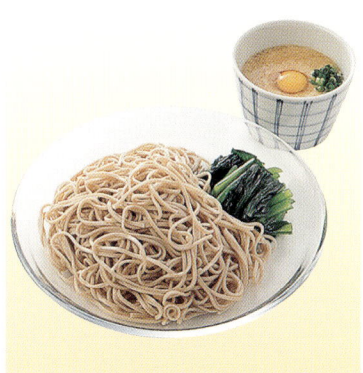

E(kcal)	P(g)	F(g)	食塩(g)
298	13.4	2.7	2.0

レバー&チーズのロールサンド

材料・分量（目安量）

食パン	90 g（8枚切り2枚）	スライスチーズ	10 g
レバーペースト	30 g	ミニトマト	20 g
バター	6 g		

作り方

① 食パンは耳をとる。
② 食パンにレバーペーストを塗り，チーズをのせ，端から巻き，バターを薄く表面に塗る。
③ アルミ箔で包み，温めたオーブントースターで②を焼く。ミニトマトを添える。

● レバーは鉄分や葉酸が摂取できる食材です。

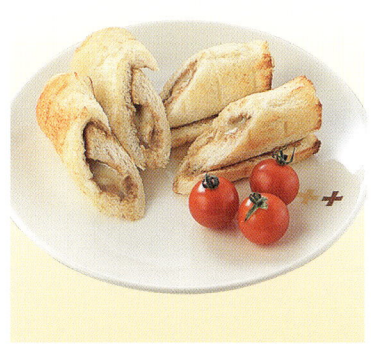

E(kcal)	P(g)	F(g)	食塩(g)
435	14.8	21.9	2.2

組合せ料理例

汁

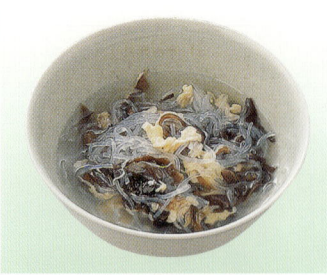

E(kcal)	P(g)	F(g)	食塩(g)
63	2.6	1.1	1.2

ふかひれもどきスープ

材料・分量（目安量）

はるさめ	10 g	酒	2 g
きくらげ（乾）	2 g	塩	1 g
卵	10 g	かたくり粉	1 g
中華だし	150 g		

作り方
① はるさめときくらげを戻し，2 cmの長さに切る。
② 中華だしを沸かし，はるさめときくらげを加え，酒，塩で味を調える。
③ 水溶きかたくり粉でとろみをつけ，割りほぐした卵を汁の中に入れる。

●とろみとのど越しの良さを生かします。

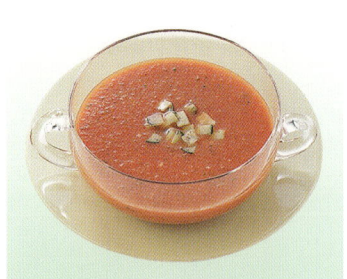

E(kcal)	P(g)	F(g)	食塩(g)
69	1.7	3.2	1.2

簡単ガスパッチョ

材料・分量（目安量）

トマトジュース（加塩） 195 g（1缶）		ピーマン	5 g
		にんにく	1 g
きゅうり 20 g（5 gは浮き身用）		レモン果汁	3 g
たまねぎ	5 g	オリーブ油	3 g

作り方
① きゅうり，たまねぎ，ピーマン，にんにくはざく切りにする。
② トマトジュースと①，レモン果汁とオリーブ油をミキサーにかける。
③ 冷蔵庫で冷やす。器に盛り，浮き身用のきゅうりのみじん切りを飾る。

●冷やしたトマトジュースを使って，冷たく仕上げるのがポイントです。

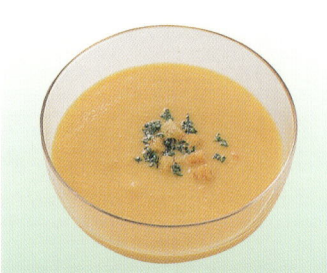

E(kcal)	P(g)	F(g)	食塩(g)
95	2.9	3.3	1.1

にんじんのスープ

材料・分量（目安量）

にんじん	50 g	水	120 g	塩	0.5 g
たまねぎ	30 g	固形コンソメ	1 g	こしょう	(少々)
油	1 g	牛乳	50 g	クルトン・パセリ	(適宜)
米	2 g				

作り方
① 鍋に油を熱しスライスしたたまねぎ，にんじんを炒める。
② 水と固形コンソメ・米を加えて弱火で軟らかくなるまで煮て，冷ます。
③ ②をミキサーにかけ鍋に戻し，牛乳を加え，塩，こしょうで調味する。
④ 器に盛り，クルトンとパセリを飾る。

●温かいままより，冷たくして飲むとおいしくなります。

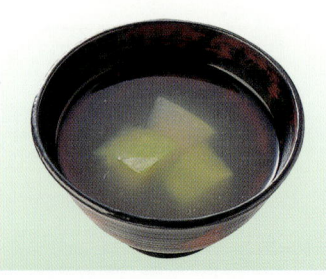

E(kcal)	P(g)	F(g)	食塩(g)
17	1.0	0.0	1.6

とうがんの葛引き

材料・分量（目安量）

とうがん	40 g	塩	1 g
だし汁	200 g	かたくり粉	1.5 g
しょうゆ	3 g		

作り方
① とうがんは皮をむき一口大の大きさに切り，鍋に入れだし汁を加え煮る。
② しょうゆ，塩を加えて味を調え，水溶きかたくり粉をかき混ぜながら加える。
③ 椀に注ぐ。

●のど越しの良さは天下一品です。

鶏肉ときのこのスープ

材料・分量（目安量）

鶏肉（ささ身）	30 g	卵（割りほぐす）	12 g
酒	1 g	中華だし	150 g
しめじ・エリンギ 各20 g		塩・しょうゆ・かたくり粉 各1 g	
きくらげ（乾）・みつば 各1 g			

作り方

① 鶏ささ身肉は酒をふりかけ，蒸し（またはレンジにかけ），手でほぐしておく。
② しめじは小房に分け，エリンギはスライスする。きくらげは戻す。みつばは1cmに切る。
③ 中華だしにきくらげ，きのこ類を加え，煮立ったら味を調え，①を加え，水溶きかたくり粉でとろみをつける。溶き卵を流し入れて，みつばを加える。

● スープに具をたくさん入れることがポイントです。

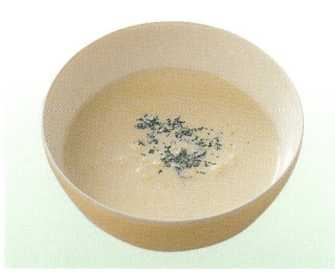

E(kcal)	P(g)	F(g)	食塩(g)
69	11.0	1.7	1.4

コーンとたまごのミルクスープ

材料・分量（目安量）

コーンクリーム（缶）	50 g	固形コンソメ	1 g
卵	15 g	塩	0.5 g
牛乳	120 g	パセリ	0.5 g

作り方

① 牛乳にコンソメ，コーンクリームを入れ，沸騰したら卵を加え塩で味を調える。
② 盛り付けてから刻みパセリをかける。

● コーンの甘みに卵のうま味を加えた一品です。

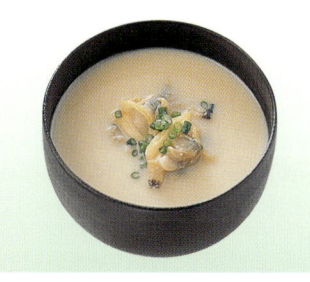

E(kcal)	P(g)	F(g)	食塩(g)
148	6.7	6.4	1.5

豆乳仕立てのみそスープ あさり入り

材料・分量（目安量）

豆乳	50 g	みそ	8 g
あさり（むき身）	20 g	だし汁	100 g
万能ねぎ	0.2 g		

作り方

① 鍋にだし汁を温め，あさりを加える。
② 軽く沸騰したらみそを溶き入れ，豆乳を加える。
③ 椀に注ぐ。万能ねぎの小口切りをのせる。

● 豆乳を加えてさっぱりしたのど越しに。

E(kcal)	P(g)	F(g)	食塩(g)
55	4.1	2.3	1.6

葛鶏の清し汁

材料・分量（目安量）

鶏肉（ささ身）	15 g	うすくちしょうゆ	1 g
酒	1 g	塩	1.5 g
かたくり粉	3 g	みつば・ゆず （適宜）	
だし汁	150 g		

作り方

① 鶏ささ身肉は酒を少々ふり，水気をふき，かたくり粉を軽くつけ，ゆでる。
② だし汁を沸かし，しょうゆ，塩を加えて味を調える。
③ 椀に①を盛り，②を注ぐ。みつばとゆずを添える。

● ささ身にかたくり粉をまぶしてゆでることでつるんとしたのど越しに。

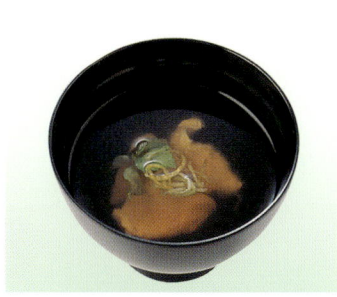

E(kcal)	P(g)	F(g)	食塩(g)
30	4.0	0.1	1.8

組合せ料理例

主菜

ぶりのカルパッチョ

材料・分量（目安量）

ぶり刺し身用切り身	70g
ルッコラ	15g（1束）

オリーブ油	4g	
酢	5g	A
しょうゆ	3g	
粗引きこしょう（少々）		

作り方
① ぶりは薄いそぎ切りにする。
② Aを合わせ，ドレッシングを作る。
③ 皿に①を並べ，ルッコラを散らす。
④ ③に②を上からかける。

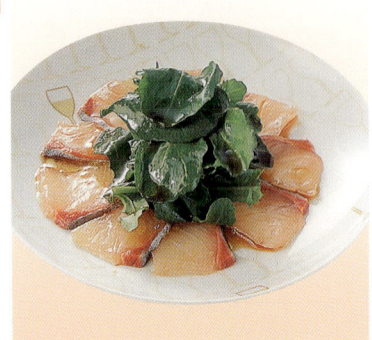

E(kcal)	P(g)	F(g)	食塩(g)
223	15.5	16.4	0.5

●EPAやDHAを多く含む魚をおしゃれに食べます。

牛しゃぶしゃぶ肉の野菜巻き

材料・分量（目安量）

牛肉（かた・しゃぶしゃぶ用）	50g	万能ねぎ（結ぶひも用）	（2本）	
きゅうり	20g	トウバンジャン	3g	
サンチュ	20g	マヨネーズ	12g	
いりごま	1.5g	和風ドレッシング	5g	

作り方
① 牛肉は熱湯でゆでる。
② 万能ねぎは長いまま色よくゆでて水気をきり，きゅうりはせん切りにする。
③ サンチュを裏面が表になるように縦に置き，太い葉脈を軽く押しつぶす。
④ 牛肉，きゅうり，いりごまを中央に横向きに並べ手前からサンチュを巻く。
⑤ ②のひも用万能ねぎで結ぶ。
⑥ トウバンジャンとマヨネーズ，ドレッシングを混ぜ合わせソースを作る。
⑦ 器に⑤を盛り，ソースを添える。

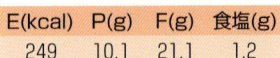

E(kcal)	P(g)	F(g)	食塩(g)
249	10.1	21.1	1.2

●トウバンジャンのピリッとした辛さは好みで調整。明太子やわさびでも代用可能です。

酒蒸しさけのポン酢がけ

材料・分量（目安量）

生さけ	50g	しょうゆ	5g
酒	5g	塩	0.5g
もやし	30g	砂糖	1g
きゅうり	20g	酢	2g
長ねぎ	20g		

作り方
① さけは酒を振りかけて鍋に入れ，蒸し煮にする。
② もやしはゆでる。きゅうりはピーラーで薄くスライスする。
③ 長ねぎは細いせん切りにし，水に放つ。
④ しょうゆ，塩，砂糖，酢を混ぜ合わせかけ汁を作る。
⑤ 皿にもやしときゅうりを敷き，蒸し上がったさけをのせる。
⑥ ④のかけ汁をかけ，③のねぎを飾る。

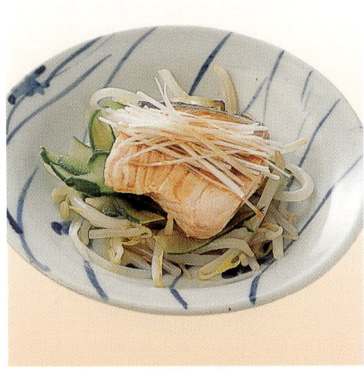

E(kcal)	P(g)	F(g)	食塩(g)
93	12.5	2.1	1.3

●野菜類は細く長く切りそろえます。さっぱりとした味付けが印象的に。

鶏肉の漬け込み蒸し

材料・分量（目安量）

鶏肉（もも）	150 g	しょうゆ	6 g
ししとう	10 g	みりん	9 g
油	1 g	砂糖	3 g

作り方
① 鶏もも肉を一口大の大きさに切る。
② フライパンに油を引き，鶏肉とししとうを焼き，鶏肉は耐熱皿に移す。
③ しょうゆ，みりん，砂糖を混ぜ合わせてたれを作り，鶏肉にかける。
④ ③にラップをかけてレンジで加熱する（2分）。
⑤ ②のししとうも漬け，味をなじませる。

●レンジを上手に使って蒸し料理も簡単に。

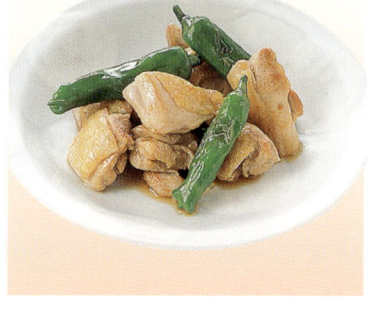

E(kcal)	P(g)	F(g)	食塩(g)
349	25.0	22.0	1.0

鶏唐揚げの南蛮漬

材料・分量（目安量）

鶏の唐揚げ	100 g	しょうゆ	10 g
ピーマン	30 g	酢	10 g
にんじん	10 g	酒	5 g
さやえんどう	10 g	砂糖	3 g
たまねぎ	30 g	だし汁	25 g

作り方
① 野菜はすべてせん切りにし，レンジで加熱する（1分弱）。
② 調味料とだし汁を合わせる。
③ ②に鶏の唐揚げと①の野菜を漬ける。
④ 味がしみ込んだら器に唐揚げを盛り，野菜と調味液をかける。

●市販の総菜を利用することで調理時間を短縮できます。

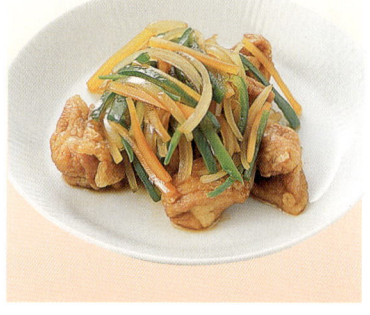

E(kcal)	P(g)	F(g)	食塩(g)
322	18.6	19.3	2.1

野菜たっぷりオムレツ

材料・分量（目安量）

卵	100 g	ピーマン	10 g
ベーコン	10 g	牛乳	15 g
ほうれんそう	20 g	塩	1 g
たまねぎ	20 g	油	4 g
トマト	20 g		

作り方
① ベーコンは2cm幅に切る。ほうれんそうはゆで，2cmの長さに切る。たまねぎは薄切り，ピーマンとトマトは種をとり，ざく切りにする。
② フライパンに油を熱しベーコンを入れ，脂が出てきたら野菜を加え炒める。
③ ボウルに卵を割り入れ，よくほぐしてから牛乳と塩を加えかき混ぜる。
④ ②に③を加え，固まり始めたら全体を大きくかき回しながら，フライパンの向こう側にまとめていく。

●カラフルな野菜をたくさん入れて，食欲増進を。

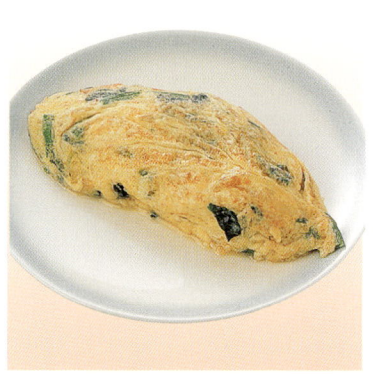

E(kcal)	P(g)	F(g)	食塩(g)
256	15.0	18.9	1.6

組合せ料理例

主菜

豚ヒレ肉の梅たたき

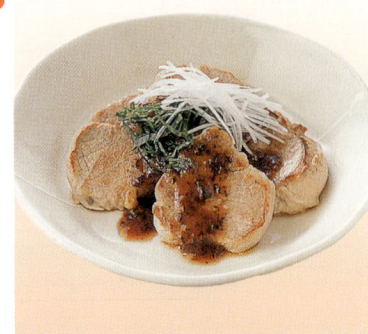

材料・分量（目安量）

豚肉（ヒレ）	100 g	みりん	5 g
塩	0.2 g	しょうゆ	3 g
酒	5 g	油	4 g
梅干し	10 g（1個）	長ねぎ	10 g
酒	10 g	青じそ	1 g

作り方

① 豚ヒレ肉は1cm厚さに切って，塩，酒を振る。梅干しは細かくたたく。
② 小鍋に酒，みりん，しょうゆを入れ，一煮立ちさせる。冷めたら梅干しを加える。
③ 白髪ねぎと青じそは水にさらし，水気をきって合わせておく。
④ フライパンに油を熱し，豚肉をよく焼き，弱火にして中まで火を通す。
⑤ 器に盛り，②をかけ，③をのせる。

● 豚肉も梅干しの酸味であれば，さっぱりとした味わいに。

E(kcal)	P(g)	F(g)	食塩(g)
192	23.2	5.8	1.5

刺身の山かけ

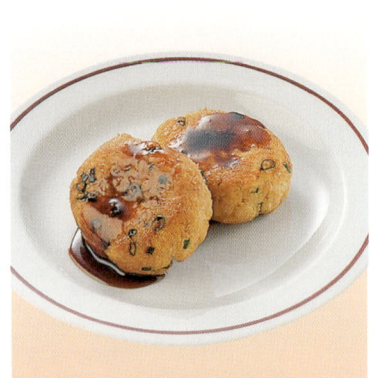

材料・分量（目安量）

刺身用魚ミックス		おろししょうが	5 g
（さけ・まぐろ・たい）	70 g	酒	3 g
やまのいも	40 g	しょうゆ	5 g
長ねぎ	5 g		

作り方

① 刺身用の魚は7mm厚さに切る。長ねぎは小口切りにする。
② ボウルに長ねぎ，しょうが，酒，しょうゆを入れ合わせる。
③ ①を②で和え，冷蔵庫で冷やす。
④ やまのいもは包丁でたたいて細かくする。
⑤ 器に③を盛って，④をのせる。

● 食欲増進に向け，旬の魚を選んで季節感のある一品に。

E(kcal)	P(g)	F(g)	食塩(g)
159	18.2	3.6	0.8

おからハンバーグ

材料・分量（目安量）

鶏ひき肉	80 g	たれ	しょうゆ	10 g
おから（市販）	40 g		酒	10 g
卵	20 g		みりん	10 g
酒	5 g		砂糖	1 g
万能ねぎ	10 g		油	4 g

作り方

① 鶏ひき肉におから，溶き卵，酒，ねぎの小口切りをよく混ぜ合わせて練る。
② ①を2等分にし，成形する。
③ フライパンに油を熱して両面を焼き，たれを加えて火を弱め，煮からめる。

● 市販の総菜を上手に利用することも料理のこつのひとつです。

E(kcal)	P(g)	F(g)	食塩(g)
298	22.7	14.2	1.7

つわりと妊娠悪阻

あじとわけぎの酢みそ風味

材料・分量（目安量）

あじ（刺身用）	60g	西京みそ	12g
わかめ（戻したもの）	15g	酢	7g
わけぎ	50g	砂糖	5g
		だし汁	8g

作り方
① 刺身用のあじを食べやすい大きさに切る。
② わかめは一口大に切る。
③ わけぎは熱湯でゆで，冷水にとる。ぬめりを洗い流し，3cm長さに切る。
④ 小鍋に調味料を入れ，弱火で焦げないように練り混ぜる。砂糖が溶けたら火からおろし，冷ます。
⑤ ①②③を器に盛り，④をかける。

● 酢みその酸味がさっぱりとして食が進みます。

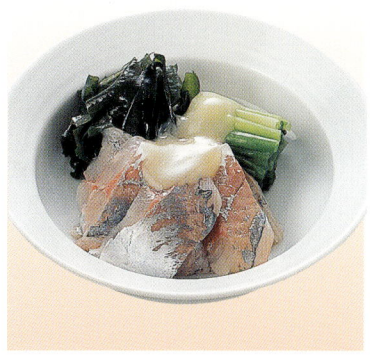

E(kcal)	P(g)	F(g)	食塩(g)
137	14.7	2.5	1.0

わかめとねぎとしめじの和風スクランブルエッグ

材料・分量（目安量）

卵	50g	油	6g
わかめ（戻したもの）	20g	砂糖	1g
長ねぎ	30g	酒	3g
しめじ	30g	しょうゆ	2g

作り方
① わかめは一口大に切り，長ねぎは斜めせん切りにする。しめじは小房に分ける。
② フライパンに油を熱し，わかめ，長ねぎ，しめじを炒め，砂糖，酒，しょうゆで調味する。
③ ②に割りほぐした卵を加え，大きく混ぜて半熟状に焼く。

● 海藻はミネラルの宝庫。食物繊維もたっぷり含みます。

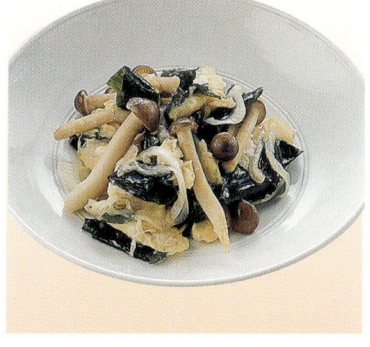

E(kcal)	P(g)	F(g)	食塩(g)
156	7.7	11.4	0.6

厚揚げの網焼き だいこんおろしのせ

材料・分量（目安量）

厚揚げ	70g	しょうゆ	3g
だいこんおろし	40g		
万能ねぎ	1g		

作り方
① 厚揚げを2cm厚さに切り，フライパンで両面色よく焼く。
② 器に盛り，だいこんおろし，万能ねぎをのせ，しょうゆをかける。

● 油揚げでも代用可能です。

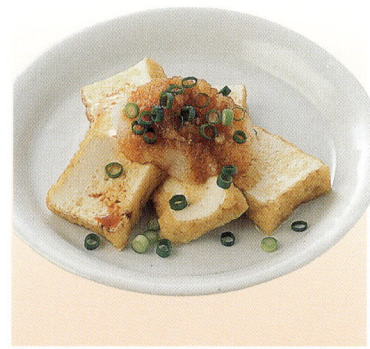

E(kcal)	P(g)	F(g)	食塩(g)
115	7.9	8.0	0.4

組合せ料理例

副菜

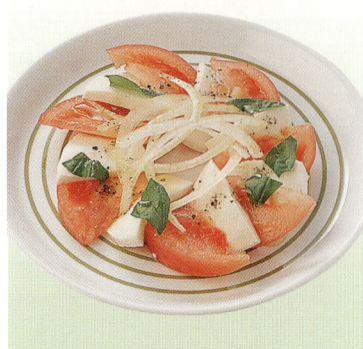

トマトとモッツァレラチーズのサラダ

材料・分量（目安量）

トマト	100 g	たまねぎ	5 g
モッツァレラチーズ	50 g	バジルの葉	1 g
塩	0.5 g	オリーブ油	4 g
こしょう	（少々）		

作り方

① たまねぎは薄くスライスし，水にさらしておく。トマト，モッツァレラチーズは5mm厚さに切り，塩・こしょうを振る。
② 器にトマト，モッツァレラチーズ，トマトの順に並べる。
③ たまねぎとバジルを散らし，オリーブ油を振る。

E(kcal)	P(g)	F(g)	食塩(g)
191	10.9	13.6	0.9

● チーズ独特のクセやにおいがないモッツァレラを使ったサラダです。

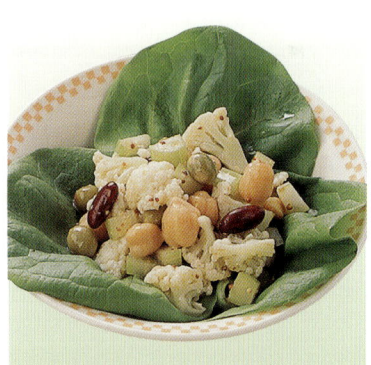

ミックスビーンズのサラダ

材料・分量（目安量）

ミックスビーンズ	25 g	ドレッシング	
カリフラワー	20 g	オリーブ油	15 g
セロリー	5 g	ワインビネガー	5 g
サラダな	10 g	粒マスタード	3 g
		塩	0.3 g
		こしょう	（少々）

作り方

① 小鍋にお湯を沸かしておく。
② 豆の大きさに合わせてカリフラワー，セロリー（筋とりしたもの）を切る。
③ 豆を袋からざるにあけ，①のお湯をさっとくぐらせる。
④ ドレッシングの調味料をよく混ぜ合わせ，②と③を加え味をよくしみこませる。サラダなを敷いた器に盛る。

E(kcal)	P(g)	F(g)	食塩(g)
192	3.3	15.9	0.4

● とてもカラフルで愛らしい一品です。

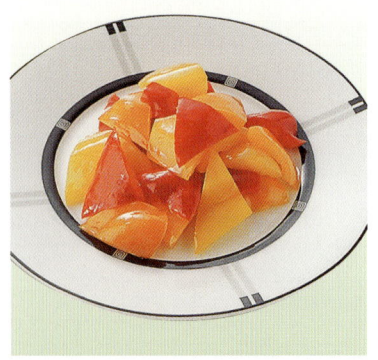

いろどりピーマンのマリネ 中華風

材料・分量（目安量）

赤ピーマン	30 g	酢	2 g
黄ピーマン	30 g	塩	1 g
オレンジピーマン	30 g	こしょう	（少々）
ごま油	5 g		

作り方

① ピーマン3種類は乱切りにする。
② ごま油で①を炒める。
③ ボウルに移し，酢，塩，こしょうを混ぜ合わせ，冷蔵庫で冷やす。

E(kcal)	P(g)	F(g)	食塩(g)
72	0.8	5.2	1.0

● 3色のカラフルなパプリカで食欲をそそる一品です。青ピーマンは酢によって変色するので要注意。

しめじのおろし和え ゆず風味

材料・分量（目安量）

こまつな	50 g	ゆず（果汁）	5 g
しめじ	40 g	しょうゆ	6 g
だいこん	40 g	ゆず（皮）	適宜

作り方
① こまつなはさっとゆでてから，水気をよくしぼり，4 cm位に切っておく。だいこんはおろしておく。
② しめじは小房に分け，フライパンで軽く炒める。
③ こまつなとしめじをだいこんおろしで和え，ゆず，しょうゆで味を調える。
④ 器に盛り，せん切りにしたゆずの皮を飾る。

● ゆずがほのかに香り，さっぱりした食感が食欲をそそります。

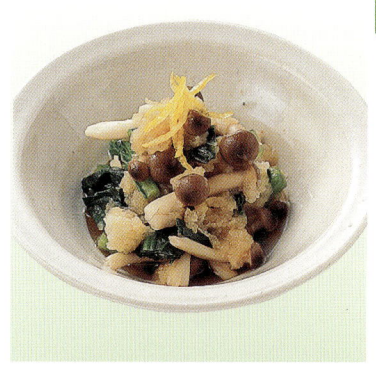

E(kcal)	P(g)	F(g)	食塩(g)
27	2.5	0.4	0.9

なすの煮浸し 海鮮あんかけ

材料・分量（目安量）

なす	80 g（1本）	塩	0.5 g
むきえび	10 g	しょうゆ	1.2 g
あさり（水煮）	10 g	かたくり粉	2 g
だし汁	150 g		

作り方
① なすは輪切りにし，水にさらしあくを抜く。
② 水気をきったなすを耐熱皿に並べ，レンジにかける（2分）。
③ 鍋でだし汁を温め，調味料を加え味を調える。
④ ③に②とえび，あさりを加え弱火で煮る。
⑤ 水溶きかたくり粉をかき混ぜながら加える。

● 冷たく冷やすのがこつ。えびとあさりは煮すぎると固くなります。

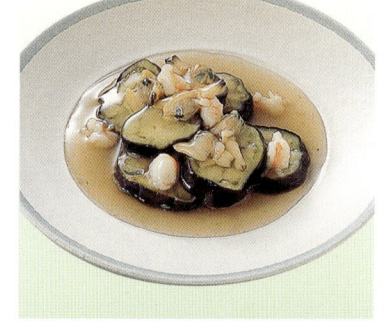

E(kcal)	P(g)	F(g)	食塩(g)
49	5.6	0.5	1.0

かぶときんかんのなます

材料・分量（目安量）

かぶ	60 g	酢	5 g
塩	1 g	砂糖	3 g
きんかん	10 g	だし汁	3 g

作り方
① かぶは薄切りにし，塩を振りしんなりしたら水気をしぼる。
② きんかんは輪切りにして種をとる。
③ 調味料を合わせて合わせ酢を作り，かぶときんかんを和える。

● きんかんはかきなどほかの果物でも代用可能です。

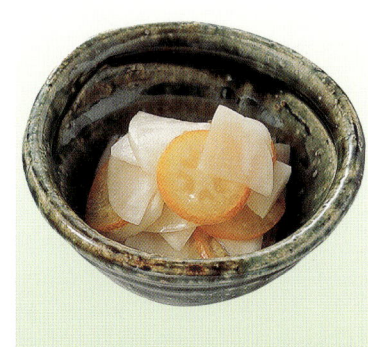

E(kcal)	P(g)	F(g)	食塩(g)
33	0.4	0.1	1.0

組合せ料理例

副菜

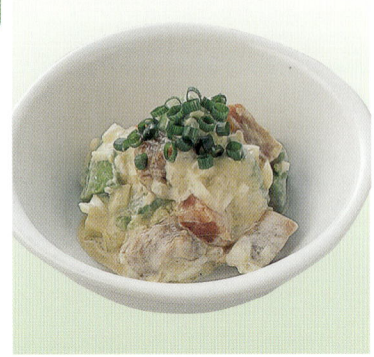

E(kcal)	P(g)	F(g)	食塩(g)
254	8.1	22.6	0.7

まぐろとアボカドのサラダ

材料・分量（目安量）

まぐろ（赤身）	30 g	マヨネーズ	12 g
アボカド	40 g	酢	4 g
レモン汁	3 g	油	6 g
たまねぎ	20 g	しょうゆ	3 g
		万能ねぎ	1 g

作り方
① まぐろはさいの目に刻む。たまねぎはみじん切りにする。
② 調味料とたまねぎを合わせドレッシングを作る。
③ アボカドはさいの目に切り，万能ねぎは小口切りにする。
④ アボカドにレモン汁をかけておく。
⑤ ②で合わせたドレッシングの中に，まぐろ，アボカドを加え混ぜ合わせる。
⑥ ⑤を皿に盛りドレッシングもかけ，万能ねぎを散らす。

●アボカドの濃厚な味に，しょうゆを加えるとさっぱり仕立てに。

ラタトゥイユ

材料・分量（目安量）

トマト	100 g	塩	1 g
ピーマン	20 g	こしょう	（少々）
たまねぎ	50 g	オリーブ油	4 g
ズッキーニ	40 g		
なす	60 g		

作り方
① トマトは横半分に切り，種をとり，乱切りにする。
② ピーマンは種をとり，1cm幅の短冊に切る。たまねぎは薄切りにする。ズッキーニ，なすは輪切りにする。
③ 鍋にオリーブ油を熱し，②を加えて炒める。
④ ③に①のトマトを加え炒める。
⑤ 塩・こしょうで調味し，ふたをして煮込む。

●軟らかくなるまで煮ることがポイント。冷やすと食べやすくなります。

E(kcal)	P(g)	F(g)	食塩(g)
98	2.6	4.3	1.0

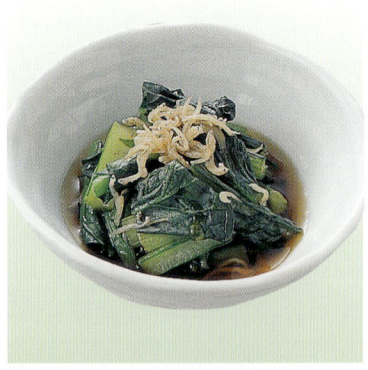

E(kcal)	P(g)	F(g)	食塩(g)
23	3.5	0.3	0.8

こまつなとちりめんじゃこの煮浸し

材料・分量（目安量）

こまつな	70 g
ちりめんじゃこ	5 g
しょうゆ	3 g
だし汁	50 g

作り方
① こまつなは3cm長さに切る。
② 鍋に，だし汁，しょうゆ，ちりめんじゃこを入れてひと煮立ちさせる。
③ こまつなを②に加え，ふたをして4分程煮る。

●ちりめんじゃこが味の決め手。干しえびや干し貝柱でもおいしくできます。

いちごパフェ

材料・分量（目安量）

いちご	75 g	レモン果汁	3 g
砂糖	5 g	ラクトアイス	30 g

作り方
① へたを取ったいちごに，砂糖とレモン汁をかけておく。
② いちごをガラスの器に盛り，アイスをトッピングする。

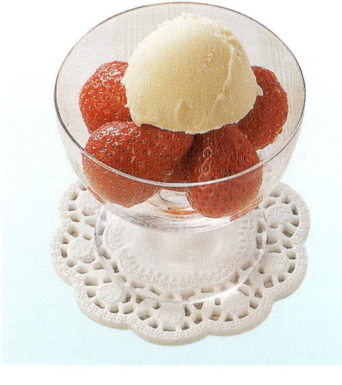

● 見た目と冷たさが食欲をそそるデザートです。

E(kcal)	P(g)	F(g)	食塩(g)
113	1.6	4.2	0.1

ヨーグルトゼリー いちごソースがけ

材料・分量（目安量）

プレーンヨーグルト	50 g	粉ゼラチン	2 g
牛乳	40 g	水	8 g
砂糖	8 g	いちご	10 g
		砂糖	2 g

作り方
① 粉ゼラチンを4倍量の水に振り入れ，ふやかし，湯せんで溶かしておく。
② ボウルにヨーグルト，牛乳，砂糖8gを入れよく混ぜ，①を加え，固める。
③ いちごを裏ごしし，砂糖2gを加えてソースを作り，固まった②にかける。

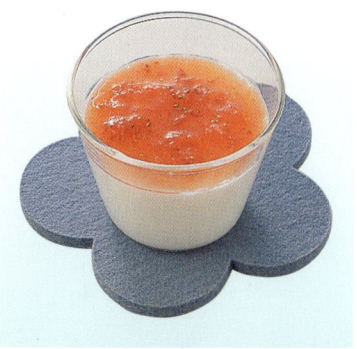

● ヨーグルトの酸味と甘みでスッキリした味わいに。ソースはジャムでも代替できます。

E(kcal)	P(g)	F(g)	食塩(g)
106	5.0	3.0	0.1

黒ごまプリン

材料・分量（目安量）

練りごま（黒）	10 g	粉ゼラチン	1 g
牛乳	25 g	水	3 g
豆乳	40 g	黒蜜	5 g
砂糖	4 g	抹茶	（適宜）

作り方
① 牛乳と豆乳，砂糖を中火にかけ，軽く沸騰したら火を止める。
② ①に水3gでふやかしたゼラチンを入れて溶かし，練りごまに加える。
③ ②を型に入れ，冷蔵庫で冷やし固め，黒蜜・抹茶をかける。

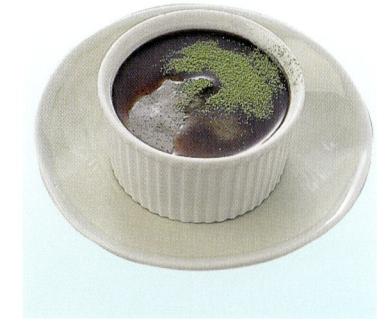

● 黒ごまの風味を生かしたシンプルな和風のお菓子です。

E(kcal)	P(g)	F(g)	食塩(g)
139	5.1	7.8	0.1

組合せ料理例

デザート・間食

フルーツのチョコソースかけ

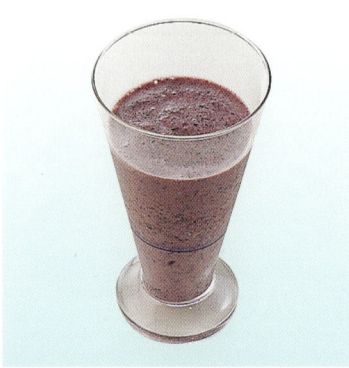

材料・分量（目安量）

いちご	10 g	チョコレート	15 g
バナナ	10 g	コーヒークリーム	30 g
パインアップル	10 g	ミントの葉	適宜
キウイ	10 g		

作り方
① 果物を食べやすい大きさに切り，ピックで刺しておく。
② チョコレートをレンジで溶かし，コーヒークリームを加えソースを作る。
③ 皿に①を並べ，②をかけ，ミントを飾る。

E(kcal)	P(g)	F(g)	食塩(g)
169	3.0	10.6	0.2

●フルーツにチョコレートソースをかけるだけの簡単フォンデュです。

ブルーベリーのスムージー

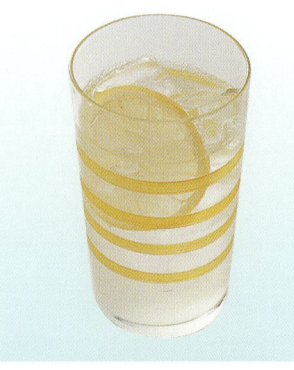

材料・分量（目安量）

バナナ	100 g
ブルーベリー（冷凍）	20 g
プレーンヨーグルト	100 g

作り方
① ヨーグルトを冷凍しておく。
② ミキサーに凍った①とバナナ，ブルーベリーを加え混ぜる。

E(kcal)	P(g)	F(g)	食塩(g)
158	4.8	3.2	0.1

●ミキサーで混ぜるだけでできます。ラズベリーでも代用可能です。

レモンスカッシュ

材料・分量（目安量）

レモン汁	15 g	炭酸水	100 g
グラニュー糖	20 g	レモン（飾り用）	適量
水	45 g		

作り方
① 小鍋にグラニュー糖と水を入れて1/3量まで煮つめ，冷ましておく。
② グラスにレモン汁を入れ，氷，①のシロップを加え，よくかき混ぜる。
③ ②に炭酸水を静かに加え，レモンのスライスを飾る。

E(kcal)	P(g)	F(g)	食塩(g)
122	0.1	0.0	0.0

●レモンと炭酸水でスッキリ，さわやかな味です。

ももとオレンジのミックスジュース

材料・分量（目安量）
もも（缶）　　60 g
オレンジジュース　150 g

作り方
① ミキサーにもも，オレンジジュースを入れ混ぜる。

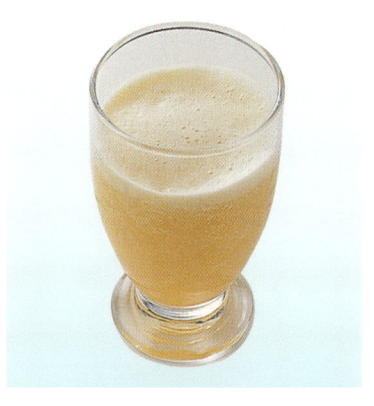

● フルーツ缶を利用した簡単なジュースです。

E(kcal)	P(g)	F(g)	食塩(g)
114	1.5	0.1	0.0

セパレートティー

材料・分量（目安量）
紅茶（葉）　　3 g　　　グレープフルーツ果汁　200 g
湯　　　　　80 g　　　氷　　適宜
グラニュー糖　12 g

作り方
① 紅茶を80 gの熱湯で入れ，濃い紅茶を作り，グラニュー糖を加える。
② グラスに氷をたくさん入れ，①をゆっくりと注ぐ。
③ 氷を足し，グレープフルーツ果汁を氷にあてながらゆっくりと注ぐ。

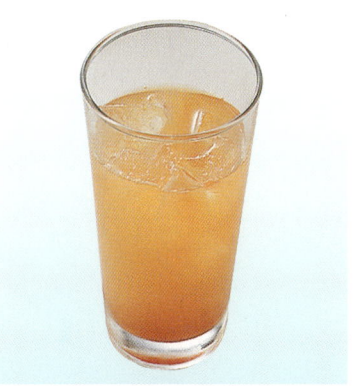

● 紅茶とグレープフルーツの香りでさわやかに。

E(kcal)	P(g)	F(g)	食塩(g)
127	1.3	0.2	0.0

きんかんのはちみつ漬

材料・分量（目安量）
きんかん　　70 g
レモン汁　　10 g
はちみつ　　14 g

作り方
① きんかんはよく洗い，2つに切り，種をとり，薄切りにする。
② レモン汁，はちみつを混ぜ合わせ，①を漬ける。

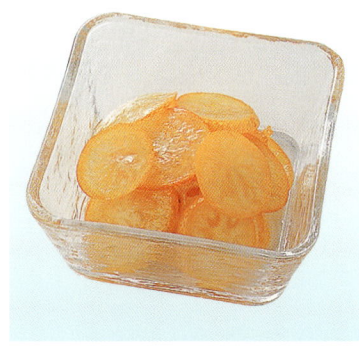

● じっくり漬けて，冷蔵庫に保存しておきましょう。起床時の一口に。

E(kcal)	P(g)	F(g)	食塩(g)
93	0.4	0.5	0.0

組合せ料理例

デザート・間食

ゆずのハニーティー

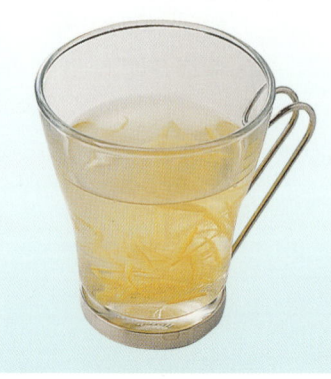

材料・分量（目安量）

ゆずの皮	10 g	湯	120 g
砂糖	10 g		
はちみつ	14 g		

作り方
① ゆずはきれいに洗い皮をむき，せん切りにしてゆで，水気をしぼる。
② ①に砂糖，はちみつを加え，混ぜ合わせておく。
③ カップに②を入れ，熱湯を注ぐ。

E(kcal)	P(g)	F(g)	食塩(g)
85	0.1	0.1	0.0

●少し多めに作り，密閉保存用びんに作り置きをしておきましょう。

バナナフランベのクリームかけ

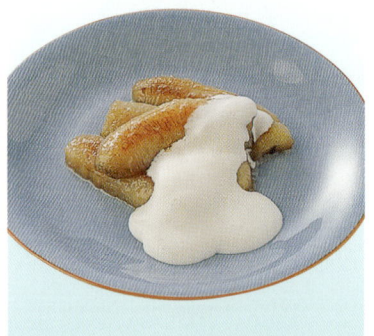

材料・分量（目安量）

バナナ	70 g	粉砂糖	3 g
バター	5 g	生クリーム	10 g
ブランデー	2 g		

作り方
① バナナは半分に切り，さらに縦半分に切っておく。
② フライパンにバターを入れ，バナナを両面こんがり焼き色がつくまで焼く。
③ 最後にブランデー・粉砂糖を振りかけ香りをつける。
④ 生クリームは，6分立てくらいまで泡立てる。
⑤ バナナを皿に盛って，④を添える。

E(kcal)	P(g)	F(g)	食塩(g)
153	1.5	8.1	0.2

●バナナの甘みが増す一品。好みでシナモンを添えても。

ジュース DE アイス

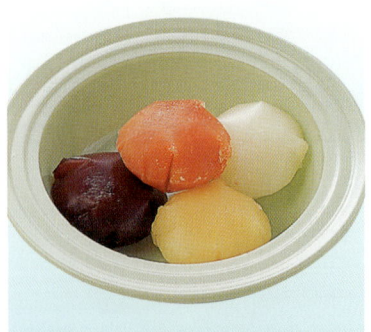

材料・分量（目安量）

果汁ストレートジュース
　（お好みの物）　100 g

作り方
① お好みのジュースを製氷皿に入れ，凍らせる。

E(kcal)	P(g)	F(g)	食塩(g)
44	0.2	0.1	0.0

●いろいろな種類のジュースを使ってバラエティー豊かに。

つわりと妊娠悪阻

妊娠高血圧症候群

妊娠高血圧症候群の医学	76

医師:坂本　忍（東京医科歯科大学）

栄養食事療法	79

管理栄養士:川田　順（くらしき作陽大学）

食事計画｜献立例	84

管理栄養士:川田　順（くらしき作陽大学）

組合せ料理例	96

管理栄養士:川田　順（くらしき作陽大学）

妊娠高血圧症候群の医学

I. 妊娠高血圧症候群[*1]の概要

病型は4型に分類されます（表1）。

表1 妊娠高血圧症候群の分類

病型	定義
妊娠高血圧腎症 (preeclampsia)	妊娠20週以降初めて高血圧が発症し，かつたんぱく尿を伴うもので分娩後12週までに正常に復するもの
妊娠高血圧 (gestational hypertension)	妊娠20週以降に初めて高血圧が発症し，分娩後12週までに正常に復するもの
加重型妊娠高血圧腎症 (superimposed preeclampsia)	ⓐ 高血圧症が妊娠前あるいは妊娠20週までに存在し，妊娠20週以降にたんぱく尿を伴うもの ⓑ 高血圧症とたんぱく尿が妊娠前あるいは妊娠20週までに存在し，妊娠20週以降に，いずれか，または両症候が増悪するもの ⓒ たんぱく尿のみを呈する腎疾患が妊娠前あるいは妊娠20週までに存在し，妊娠20週以降に高血圧が発症するもの
子癇 (eclampsia)	妊娠20週以降に初めて痙攣発作を起こし，てんかんや2次性痙攣が否定されるもの。発症時期により妊娠子癇，分娩子癇，産褥子癇とする。

[*1] 妊娠高血圧症候群：2005年，第57回日本産科婦人科学会総会において，従来の「妊娠中毒症」が「妊娠高血圧症候群（pregnancy induced hypertension：PIH）」に改められることになった。定義は「妊娠20週以降，分娩12週までにたんぱく尿を伴う場合も，伴わない場合も140/90 mmHg以上の高血圧が認められる病態」とし，従来の「妊娠中毒症」よりも高血圧を主徴とする定義になった。本定義による予後は母児ともに有意に不良になるといわれている。

たんぱく尿は妊娠高血圧の25％に認められ，妊娠高血圧腎症に移行するといわれていますが，たんぱく尿だけでは妊娠たんぱく尿として扱われます。児の死亡リスクは妊娠たんぱく尿では1.2倍ですが，妊娠高血圧では2.9倍，妊娠高血圧腎症では5.3倍ときわめて不良な結果が出ています。浮腫は妊娠高血圧症候群には高頻度に認められますが，母児の予後に関する有意な因子ではないので，診断基準からは外されました。

また，母児の合併症リスクは，早産が1.29倍，肺水腫が1.57倍，死産が1.42倍に，児の合併症リスクは，低出生体重児が1.53倍，酸素投与が1.42倍，挿管が1.71倍，転科が1.49倍，死亡退院が1.45倍に跳ね上がることが明らかになりました。

合併症としては，肺水腫，脳出血，常位胎盤早期剥離および溶血・肝機能障害・血小板減少を主徴とするHELLP症候群などがあげられます。また，リスク因子としては，高血圧家系，肥満，高尿酸血症，双胎，高年初産などがあげられ，反復率も30〜50％ともいわれています。

II. 妊娠高血圧症候群の検査と診断

① 検査の概要

妊娠高血圧症候群には，胎盤の形成障害と母体の血管内皮細胞障害の2つの病態が深くかかわっていると考えられています。正常妊娠と異なり，低酸

素環境，免疫学的異常，および遺伝的素因によりトロホブラストの脱落膜や子宮筋層への侵入異常，ラセン動脈の再構築異常をきたし，妊娠中期以降になると，発育した胎児胎盤系に十分な血流量を供給できなくなります。この胎盤の虚血・低酸素状態はいろいろなペプチド，炎症性サイトカインおよびフリーラジカルなどを胎盤から産生させます。さらにこれらの物質が母体の好中球・血小板の活性化および全身の血管内皮細胞障害を引き起こします。この血管内皮細胞障害は血管収縮物質（エンドセリン）の産生亢進，血管拡張物質（プロスタサイクリン，一酸化窒素NO）の産生低下を誘導し，全身の血管攣縮および血管感受性の亢進により血圧を上昇させます。腎糸球体における内皮細胞の形態学的障害，および血管攣縮と血栓形成による糸球体の機能的障害はたんぱく尿を出現させます。

❷ 妊娠高血圧症候群の検査

妊娠高血圧症候群の早期発見・早期診断には，血管攣縮・血管感受性の亢進，腎機能障害，凝固・線溶系機能亢進，血管内皮細胞障害，子宮胎盤循環障害，胎盤形成障害の観点からいろいろな検査法が試みられています。

1．血管攣縮・血管感受性検査法

正常妊娠では血管感受性の低下や胎盤の動静脈吻合により母体末梢血管抵抗が低下し，母体血圧は生理的に低下しますが，妊娠高血圧症候群では妊娠22週ぐらいからアンジオテンシン-Ⅱに対する血管感受性が高まることが知られています。しかしながら，血圧の変化のみでは妊娠高血圧症候群の早期発見は困難とされています。一方，末梢血管抵抗の増加による全身性血圧上昇を観察する Isometric Exercise Test（Hand-Grip Test），左側臥位から仰臥位にした時の血圧上昇を観察する Roll-Over Test，拡張期圧を 20 mmHg 以上上昇させるのに必要なアンジオテンシン-Ⅱ量を観察するアンジオテンシン Sensitivity Test が報告されています。

2．腎機能検査法

妊娠高血圧症候群では高血圧症合併妊娠とは異なり，血清尿酸値の上昇，および尿細管でのカルシウム再吸収増加による尿中カルシウム，尿中カルシウム/クレアチニン比の低下が特徴的であるといわれています。

3．凝固・線溶系検査法

血小板数およびアンジオテンシン-Ⅲの減少，TAT（Thrombin-antithrombin complex）および D-ダイマー（D-dimer）の上昇が知られています。また，血小板膜上の接着分子 CD63（GP53）の発現は早期発見に有用であるとも報告されています。

4．血管内皮細胞機能検査

フィブロネクチンおよび第Ⅷ因子の上昇が知られています。また，上腕

動脈の血流依存性血管拡張反応（flow-mediated dilation）の低下が早期発見に有用であるとも報告されています。

5. 子宮胎盤循環障害検査法

子宮動脈血流速度波形の異常，胎盤ホルモン・たんぱくであるhCG，α胎児たんぱくおよびインヒビンAの上昇，妊娠関連血漿たんぱく質（pregnancy-associated plasma protein-A）およびエストリオールの低下，および炎症性サイトカイン（IL-1，IL-6，TNF-α）の産生が亢進することが知られています。

6. 子宮胎盤形成障害検査法

血管新生因子であるPIGF（placental growth factor）およびVEGF（vascular endothelial growth factor）の血中濃度の低下，およびsoluble fms-like tyrosine kinase-1（sFlt-1）の血中濃度上昇と胎盤での発現亢進も早期発見に有用であると報告されています。

しかしながら，上記の検査法のいずれも妊娠高血圧症候群の早期発見・早期診断には有用性に乏しく，今後の研究と検討が期待されています。

Ⅲ. 妊娠高血圧症候群の治療

治療の基本方針は，「早期発見」，「母体循環・子宮胎盤循環の改善」および「妊娠のターミネイション（児娩出時期決定）」の3つであり，母体循環・子宮胎盤循環の改善には，安静療法，栄養食事療法および薬物療法の3つがあります。

予防法としては，運動療法，栄養食事療法（たんぱく質・食塩・水分・カロリー制限，マグネシウム・亜鉛・カルシウム投与など）および薬物療法（低用量アスピリン療法，ヘパリン療法，カルシウム大量療法など）が行われてきました。

重症妊娠高血圧症候群は，入院・安静によって管理します。血圧が160/110 mmHgを超える症例は，ヒドララジン（アプレゾリン）やメチルドパ（アルドメット）などの薬物療法を加えます。管理基準は140/90 mmHg程度を目安にします。これらでコントロール不能な場合は，ニカルジピン（ペルジピン）投与などを行います。以上のような妊婦管理によっても，十分な治療効果が得られない症例，母体臓器障害の増悪，子癇，肺水腫，HELLP症候群，子宮内胎児発育停止，胎児仮死を伴う症例では上記ターミネイションを行います。

栄養食事療法

Ⅰ. 栄養食事療法の考え方

　妊娠高血圧症候群の発症は母体や胎児・新生児の生命の危険をはじめ，近年では，母子の将来の生活習慣病の発症に関与し，生涯を通じた健康への影響が問題であるといわれています。まずは予防と早く気付くことが大切です。そして発症予防や重症化予防には安静，薬物療法と栄養食事療法が大切で，栄養食事療法の基本は適正なエネルギー量の摂取による体重管理，食塩制限，たんぱく質の適量摂取などです。

❶ 適正なエネルギー量摂取による体重管理

　肥満女性が妊娠した場合，肥満していない女性に比べて糖尿病や巨大児分娩，帝王切開分娩，妊娠高血圧症候群のリスクが高まるという報告があります。また妊娠中の体重増加は妊娠高血圧症候群の発症リスクを高めます。血圧に関しても妊娠にかかわらず肥満すると高くなる傾向にありますが，妊娠中に体重が増加すると高血圧が顕在化します。一方，妊娠中の総体重増加量が著しく少ない場合，低出生体重児分娩や切迫流産，切迫早産のリスクが高くなります。極端な小食，エネルギー制限は妊娠時には悪影響を及ぼします。エネルギーの過不足は母体の健康と胎児の発育に密接に関係するのです。

　妊娠全期間中の体重増加は非妊娠時の体格でBMI＜18では10～12 kg，BMI18～24では7～10 kg，BMI＞24では5～7 kgが推奨されています。

❷ 食塩制限をする

　食塩の過剰摂取は体内にナトリウムを貯留して高血圧や浮腫になります。しかし過度な食塩制限は母体の循環血液量を減少させ，かえって高血圧を憎悪させる可能性があるといわれています。

❸ たんぱく質は適量を摂取する

　たんぱく質の過剰摂取は腎糸球体の血行に負担をかけます。血流と血圧が上昇して糸球体ろ過値も上昇し，本症候群の発症，増悪の一因となります。

Ⅱ. 栄養基準

　1998年日本産科婦人科学会周産期委員会から「妊娠高血圧症候群の生活指導及び栄養指導」が公表されています（表2）。これを基準に栄養補給や食事指導を行います。

表2 妊娠高血圧症候群の生活指導および栄養指導

1. 生活指導
    ＊安静
    ＊ストレスを避ける
    ［予防には軽度の運動，規則正しい生活が勧められる］
2. 栄養指導（食事指導）
    a）エネルギー摂取（総カロリー）
        非妊時BMI 24以下の妊婦：30 kcal×理想体重（kg）＋200 kcal
        非妊時BMI 24以上の妊婦：30 kcal×理想体重（kg）
        予防には妊娠中の適切な体重増加が勧められる：
        BMI（body mass index）＝体重（kg）/（身長（m））^{2}
        BMI＜18では10～12 kg増
        BMI 18～24では7～10 kg増
        BMI＞24では5～7 kg増
    b）食塩摂取
        7～8 g/日程度に制限する（極端な食塩制限は勧められない）
        ［予防には10 g/日以下が勧められる］
    c）水分摂取
        1日尿量500 ml以下や肺水腫では前日尿量に500 mlを加える程度に制限するが，それ以外は制限しない。口渇を感じない程度の摂取が望ましい
    d）たんぱく質摂取量　　理想体重×1.0 g/日
        ［予防には理想体重×1.2～1.4 g/日が望ましい］
    e）動物性脂肪と糖質は制限し，高ビタミン食とすることが望ましい
        ［予防には食事摂取カルシウム（1日900 mg）に加え，1～2 g/日のカルシウム摂取が有効との報告もある。また海藻中のカリウムや魚油，肝油（不飽和脂肪酸），マグネシウムを多く含む食品に高血圧予防効果があるとの報告もある］

注）重症，軽症ともに基本的には同じ指導で差し支えない。混合型ではその基礎疾患の病態に応じた内容に変更することが勧められる。

（日本産科婦人科学会周産期委員会，1998）

Ⅲ. 栄養食事療法の進め方

❶ 基本的な考え方

　母体の病態の改善と胎児の発育のために，栄養食事療法は重要な役割を果たします。栄養管理は医療チーム内の医師，助産師など他職種との連携により，対象者の病態に適した栄養ケアプランを立てます。栄養ケアの実施にあたり，治療食の説明を行い理解を得ることが大切です。また若い女性向きの献立とし，食事は楽しく，おいしく食べられる工夫を考えます。

❷ 栄養基準の実際

1 適正なエネルギー量を摂取します。

摂取エネルギー量は理想体重(kg)×30 kcal ですが，身長と非妊娠時の体重から BMI（体格指数）を求め，24 以下の場合は＋200 kcal とします。

三大栄養素の摂取エネルギー比率は，たんぱく質 12～15％，脂質 20～30％程度で残りの 55～65％は炭水化物で摂取します。脂質ではエイコサペンタエン酸（EPA）やドコサヘキサエン酸（DHA）など n-3 系多価不飽和脂肪酸の摂取を増やし，飽和脂肪酸をとりすぎないようにします。

2 食塩は 1 日 7～8 g に制限します。

3 たんぱく質摂取量は理想体重(kg)×1.0 g/日とします。予防には 1.2～1.4 g/kg が望ましい摂取量です。

〔例〕

妊娠高血圧症，26 歳，女性，身長 158 cm，非妊娠時体重 57.4 kg（BMI 23）
理想体重 $(1.58)^2 × 22 = 54.9$ kg
適正エネルギー：54.9 kg × 30 kcal ≒ 1,650 kcal ＋ 200 kcal ＝ 1,850 kcal
適正たんぱく質：54.9 kg × 1.0 g ≒ 55 g

4 その他の栄養素

ビタミンは水溶性，脂溶性ビタミンともに発育，生殖作用や代謝に必要で，「日本人の食事摂取基準」では各々の付加量が示されています。特に葉酸は不足しない量を摂取します。ミネラルでは骨代謝にマグネシウム，カルシウム，リンが必要です。カルシウムは妊娠に伴い腸管からの吸収率が上昇するので 600 mg/日で付加量はありませんが，妊娠高血圧症候群では積極的な摂取がすすめられています。微量元素では鉄の需要が増すので，欠乏しないように留意します。便秘予防のため，食物繊維も 10 g/1,000 kcal とします。

IV. 食事計画（献立）の立て方

❶ 献立の考え方

1 日のエネルギー量，食塩，たんぱく質を朝食，昼食，夕食と間食に配分します。

1．主食について

主食は 1 食あたり 150 g（茶碗 1 杯，240 kcal）くらいとします。パンはバター，ジャムを考慮して 60 g（食パン 1 枚，ロールパン小 2 個，160 kcal）

表3　食品構成（非妊時BMI＜24）

身長（cm）	148	155	162
標準体重（kg）	50	55	60
食品群	1,600 kcal	1,800 kcal	2,000 kcal
米飯	450 (g)	600 (g)	600 (g)
いも類	60	60	60
果実類	100	150	150
野菜類・きのこ類	350	350	350
海藻類	5	5	5
魚介類	50	50	50
肉類	45	50	50
卵	50	50	50
大豆製品（豆腐）	100	100	100
牛乳	150	150	200
砂糖	15	15	15
油脂類	10	10	15
たんぱく質（g）	50	55	60
脂質（g）	45	50	55
炭水化物（g）	250	270	310

にします。ゆでうどん1玉は200gで200kcalです。食物繊維やマグネシウムなどを多く含む精製度の低い五穀米や胚芽米，全粒パンなども選びます。

2．主菜について

たんぱく質の多い主菜（魚，肉，卵，大豆製品や乳製品）[*1]は控えめに食べます。例えば1日のたんぱく質量の場合55gでは1食に15～20g配分します。献立例（p.84～）を参照してください。主菜としては毎日の献立に魚，肉をそれぞれ中1切（50gぐらい），卵1個，大豆製品（豆腐100g）や乳製品（牛乳200g）を取り入れます。

3．副菜について

野菜，海藻，きのこ類は1食に120～150g程度使用します。緑黄色野菜と淡色野菜が1：1になるように考えます。葉酸が不足傾向にあるので不足しないようにします。

果物は1日に150～200gにします。食後のデザートや間食に用います。

4．減塩食について

日本人の食塩摂取量は1日に約13g（小さじ3杯）と報告されていますが，約半分の7～8gにコントロールします。食塩を3食に配分し，1食の中で重点的に使う料理，減塩でもおいしい素材や味付けの料理を組合せます。香辛料を適宜使用して減塩をカバーします。

[*1] 魚・肉の加工品（かまぼこ，ハムなど）は，食塩が含まれているので，注意する。

V. 栄養教育

　妊娠高血圧症候群と診断された方は，栄養食事療法として「妊産婦のための食生活指針」「妊産婦のための食事バランスガイド」（厚生労働省，2006）などをアレンジして考えます（p.47 参照）。栄養教育は軽快時と予防に向けて個別の指導をします[*2]。

1．休養

　妊娠高血圧症候群では何よりも安静と休養をとることが大切です。無理はしないで休みます。

2．食事

1 1日の摂取エネルギー量を理解します。
・食べすぎは体重増加，食塩やたんぱく質などもとりすぎるので「このくらいが適量」をよく説明します。1日分の献立表と栄養量を参考にします。市販の食品，総菜などでは栄養量表示を見ることも役立つでしょう。
・1日の摂取エネルギー量を朝食，昼食，夕食，間食に配分して具体的に説明し，次に主食，副菜，主菜，果物，デザートなど献立区分で料理の取り合わせを説明します[*3]。

2 食塩の摂取量を減らす具体的な方法（例）
・経口で摂取するすべての食塩量は従来の1/2量を目安に減らします。
・味付けの塩，しょうゆ，みそなどは料理のとき，食卓でかけるときにこれまでの半分量にします。
・汁物は汁椀に半分量だけ盛り付けます。
・総菜や加工食品は味が濃いものが多いので注意します。

　食塩を控えたうす味の食事は，食べ慣れるとおいしいものです。この機会を，家庭の味付けをうす味にして，家族全員の健康管理を実践してもらう契機ととらえて指導します。

3 たんぱく質量や脂肪の種類と量についても適量をアドバイスします。対象は若い女性中心となります。好みの料理，味付け，外食，持ち帰り食品（中食），加工食品などについても指導します。

4 ビタミン類やカルシウム，カリウム，マグネシウム，鉄などのミネラルや食物繊維も不足しないようにします。食事制限があるので摂取が難しいときは，サプリメントで補うことも必要です。この場合は医師，医療スタッフに相談するように指導します。

[*2] 妊娠高血圧症候群は妊娠と分娩期を終えると軽快，全快となります。しかし，将来高血圧になる可能性が高いともいわれます。将来の高血圧症の予防も考えた指導をします。それは健康なときから生活習慣病の予防を考えて暮らすことと同じです。

[*3] 主食を変わりごはん，めん類やパスタなどにするときは，うす味に仕上げ，付け合わせの一品は甘酢やドレッシングのみのサラダ，フルーツを取り合わせる。

食事計画 ｜ 献立例 1   1,800 kcal

朝はパンが主食，夕食は主食がごはん，主菜が魚料理の献立

朝

献立	1人分材料・分量（目安量）	作り方
トースト 主食	食パン 70 g ジャム 15 g バター 5 g	
ヨーグルト ソースの サラダ 副菜	ロースハム 10 g アスパラガス 20 g キャベツ 30 g 赤たまねぎ 5 g ミニトマト 20 g サラダな 8 g じゃがいも 40 g プレーンヨーグルト 20 g マヨネーズ 8 g	① キャベツ，赤たまねぎはせん切り，ミニトマトは1/2に切る。赤たまねぎは水にさらしておく。アスパラガスは沸騰した湯でゆでて，3 cmに切る。じゃがいもは丸のままゆでて1 cmに切る。ハムは2 cm角に切る。 ② ヨーグルトとマヨネーズを合わせたソースを作る。 ③ 器にサラダなを敷き①を盛り合わせ，②のソースをかける。
オレンジ デザート	オレンジ 80 g	① オレンジはスマイルカットに切る。
ミルクティー 飲み物	紅茶 2 g 水 80 g 牛乳 80 g 砂糖 3 g	① 濃いめの紅茶に温めた牛乳を加える。 ② 好みで砂糖を入れる。

昼

献立	1人分材料・分量（目安量）	作り方
牛丼 主食	胚芽米ごはん 150 g 牛薄切り肉（かた）30 g たまねぎ 60 g 生しいたけ 20 g 卵 25 g 根みつば 3 g だし汁 80 g しょうゆ 8 g 砂糖 5 g	① 牛肉は3 cmに切る。みつばは2 cmに切る。 ② たまねぎはくし切り，生しいたけは軸をとり薄く切る。 ③ 鍋にだし汁と調味料を加え，煮立ったら牛肉，野菜を加えて煮る。 ④ 火が通ったら，溶き卵でとじて火を止める。 ⑤ どんぶりに熱いごはんを盛り，④をのせ，切ったみつばを飾る。
三色ナムル 副菜	りょくとうもやし 40 g にんじん 20 g ほうれんそう 40 g ごま油 2 g 酢 8 g しょうゆ 3 g	① もやしは洗っておく。にんじんは3 cmのせん切りにする。 ② 鍋の熱湯でもやし，にんじん，ほうれんそうの順にゆでる。ほうれんそうは3 cmに切る。 ③ ごま油，酢，しょうゆを合わせる。 ④ 野菜を三色に盛り付け，③のたれをかける。
果物 デザート	プルーン 20 g ネーブル 50 g	① ネーブルとプルーンを盛り合わせる。

妊娠高血圧症候群

妊娠高血圧症候群

夕

献立	1人分材料・分量（目安量）	作り方
ごはん（主食）	胚芽米ごはん 150 g	
吉野汁（汁）	だいこん 20 g にんじん 10 g れんこん 10 g こんにゃく 20 g 菜の花 10 g 油 2 g だし汁 120 g しょうゆ 2 g 塩 0.6 g かたくり粉 2 g	① だいこん，にんじん，れんこんは小さめの乱切りにする。 ② こんにゃくは熱湯でさっとゆでて，乱切りにする。 ③ 菜の花は熱湯でゆでる。 ④ 鍋に油を熱し，だいこん，にんじん，こんにゃくを炒め，だし汁を加えて軟らかく煮る。 ⑤ ④に菜の花，しょうゆ，塩を加え，水小さじ1で溶いたかたくり粉を加えて，ひと煮立ちしたら火を止める。
いわしのパン粉焼きリボンサラダ添え（主菜）	いわし（生） 40 g 　ラー油 1 g 　酒 3 g パン粉 10 g 油 10 g にんじん 10 g きゅうり 30 g セロリー 15 g ウスターソース 8 g フレンチドレッシング 5 g	① いわしは開いて中骨を除き，酒，ラー油を振りかける。 ② にんじん，きゅうり，セロリーはピーラーでリボン状に切る。 ③ いわしにパン粉をまぶす。 ④ 熱したフライパンに油を半量入れ，いわしを並べて表を焼き，残りの油を加えて裏をかりっと焼く。 ⑤ 野菜といわしを皿に盛り，野菜にドレッシングを，いわしにウスターソースをかける。
さといもの煮付け（副菜）	さといも 50 g ひじき 4 g さやえんどう 5 g だし汁 80 g 砂糖 2 g しょうゆ 4 g	① 洗いさといもは7mm厚さに切って，硬めにゆでる。 ② ひじきは水につけて戻す。 ③ さやえんどうは色よくゆでる。 ④ 鍋にだし汁とさといも，ひじきを入れて5分ほど煮て砂糖，しょうゆを加えて軟らかく煮る。 ⑤ 器に盛り，さやえんどうを散らす。

間食

献立	1人分材料・分量（目安量）	作り方
いちごミルク	いちご 80 g 牛乳 50 g	① いちごはへたをとり大きければ半分に切り，牛乳と合わせて，ミキサーにかける。
ビスケット ほろ煎煮干し	ビスケット 20 g 煮干し 5 g	② 煮干しは銀色で乾燥の良いものを求め，フライパンで弱火にして1，2分からいりする。冷まして空きびんなどに入れておき，常備おやつとして5g（8匹位）食べる。

1日の栄養量

	E(kcal)	P(g)	F(g)	食塩(g)
朝	487	14.6	18.5	1.5
昼	549	17.1	13.8	1.8
夕	578	17.6	18.7	2.6
間食	164	7.1	4.3	0.4
計	1,778	56.4	55.2	6.4

P：F：C　P 12.7　F 28.0　C 59.4　%

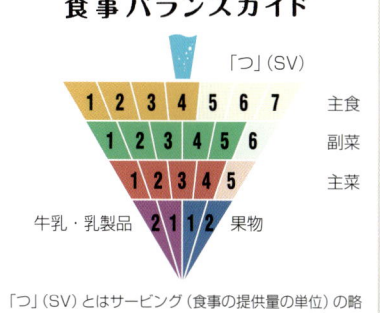

食事バランスガイド

「つ」(SV)とはサービング（食事の提供量の単位）の略

食事計画献立例1

食事計画 | 献立例 1　　　1,800 kcal

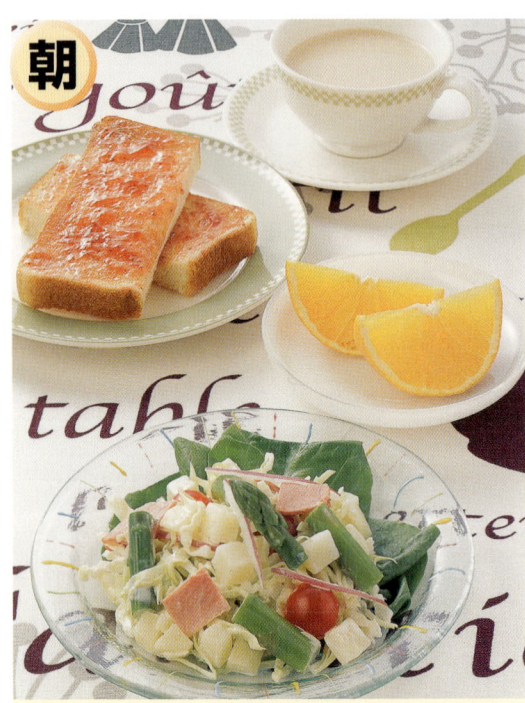

朝

●ゆっくり食べたい，栄養バランスのよい朝食です

- 主食　トースト
- 副菜　ヨーグルトソースのサラダ
  variation　はくさいとツナのサラダ　*p.101*
- デザート　オレンジ
- 飲み物　ミルクティー

	E(kcal)	P(g)	F(g)	食塩(g)
トースト	252	6.6	7.1	1.0
ヨーグルトソースのサラダ	139	4.4	8.2	0.4
オレンジ	31	0.8	0.1	0.0
ミルクティー	66	2.7	3.0	0.1

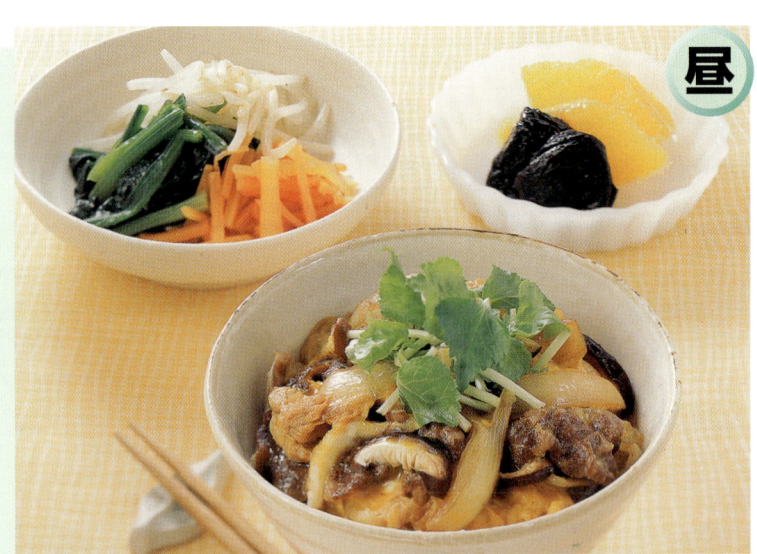

昼

●ひと手間かけて，外食気分を

- 主食　牛丼
  variation　季節の野菜入りカレーライス
- 副菜　三色ナムル
  variation　コールスローサラダ
- デザート　果物

	E(kcal)	P(g)	F(g)	食塩(g)
牛丼	436	14.2	11.4	1.4
三色ナムル	44	1.9	2.2	0.5
プルーン，ネーブル	70	1.0	0.1	0.0

妊娠高血圧症候群

●食物繊維，EPAとDHA豊富な定番メニューです

主食 ごはん

汁 吉野汁
variation キャベツとかにの中華スープ *p.98*

主菜 いわしのパン粉焼きリボンサラダ添え
variation ゆで豚のからし酢みそかけ *p.100*

副菜 さといもの煮付け
variation こまつなとえのきたけのごま和え *p.101*

	E(kcal)	P(g)	F(g)	食塩(g)
ごはん	251	4.1	0.9	0.0
吉野汁	47	1.3	2.1	1.0
いわしのパン粉焼き	232	10.4	15.7	0.8
さといもの煮付け	48	1.9	0.1	0.8

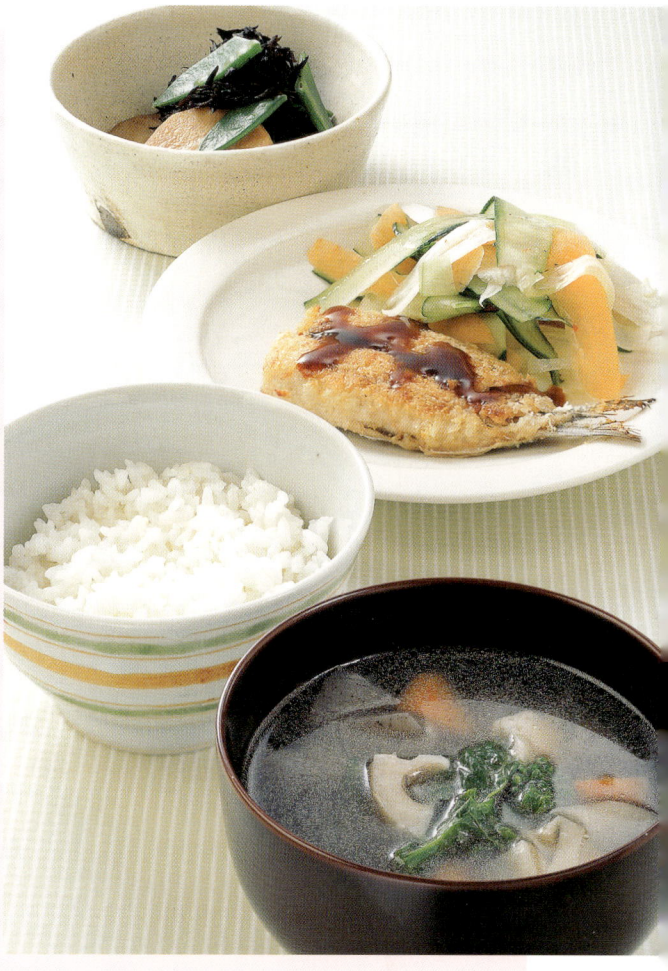

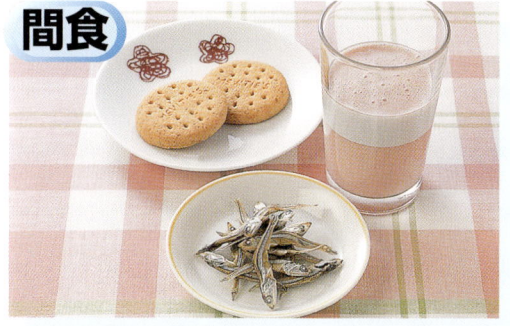

 いちごミルク
ビスケット
ほろ煎煮干し

	E(kcal)	P(g)	F(g)	食塩(g)
いちごミルク	61	2.4	2.0	0.1
ビスケット	86	1.5	2.0	0.2
ほろ煎煮干し	17	3.2	0.3	0.2

食事計画献立例1

食事計画 献立例 2　　1,800 kcal

朝はごはんが主食，昼は主食がめん類，夕食は和風の夏向き献立

朝

献立	1人分材料・分量（目安量）	作り方
ごはん（主食）	胚芽米ごはん 150 g	
キャベツと厚揚げのみそ汁（汁）	キャベツ 40 g 厚揚げ 15 g にら 5 g だし汁 120 g みそ 8 g	① キャベツ，厚揚げは一口大に切る。にらは 2 cm に切る。 ② だし汁を煮立てて，キャベツを加えて煮る。軟らかくなったら，厚揚げとみそを加えてひと煮立ちしたらにらを加えて火を止める。
モロヘイヤ納豆（主菜）	納豆 20 g モロヘイヤ 5 g 万能ねぎ 1 g だし割りしょうゆ 3 g 練りからし（少々）	① モロヘイヤは 1 cm 角に切って，熱湯をかける。 ② 万能ねぎは小口切りにする。 ③ 納豆，モロヘイヤ，練りからしとだし割りしょうゆを混ぜ合わせる。 ④ ねぎを天盛りにする。
れんこんの梅味サラダ（副菜）	れんこん 40 g きゅうり 20 g 和風ドレッシング 4 g 梅干し 2 g	① れんこんは薄切りのいちょう切りにする。水をくぐらせて，沸騰した湯でさっとゆでる。 ② きゅうりは小口切りにする。 ③ 梅干しは種を除いて細かく刻んでドレッシングに混ぜ，れんこん，きゅうりにかける。
焼きのり（副菜）	焼きのり 1.5 g（5枚）	

昼

献立	1人分材料・分量（目安量）	作り方
サラダうどん（主食）	ゆでうどん 200 g えび 20 g 酒 3 g わかめ（もどし） 15 g ホールコーン（缶） 30 g レタス 15 g すりごま 8 g 鳥がらだし 50 g しょうゆ 8 g みりん 6 g	① えびは皮をむく。 ② 鍋にえびを入れ，水 30 g と酒を入れて蒸し煮にして火を通す。 ③ わかめ，レタスは 3 cm に切る。 ④ うどんは熱湯を通して，ざるに上げ，氷水をかけて冷やす。 ⑤ すりごま，鳥がらだし，しょうゆ みりんを混ぜてたれを作る。 ⑥ サラダむき食器にうどんを盛り，えび，わかめ，コーン，レタスを盛り合わせ，ごまだれをかける。
さつまいものオレンジジュース煮（副菜）	さつまいも 70 g 干しぶどう 15 g バター 3 g オレンジジュース 100 g	① さつまいもは 5 mm 厚さの半月切りにする。干しぶどうは熱湯をかけておく。 ② 鍋にさつまいもと干しぶどう，バターを入れ，オレンジジュースを加えて煮る。 ④ 軟らかく煮えたら，水分を飛ばす。
ミルクティー（飲み物）	紅茶 2 g 水 80 g 牛乳 80 g 砂糖 3 g	

妊娠高血圧症候群

妊娠高血圧症候群

献立	1人分材料・分量（目安量）	作り方
夕　ごはん　主食	胚芽米ごはん 150g	
さわらの照り焼き　主菜	さわら 40g / しょうゆ 3g / みりん 5g / だいこん 30g / すだち 5g	① さわらはしょうゆ，みりんを合わせた中に10分漬ける。 ② だいこんはおろしておく。 ③ フライパンを熱し，さわらを九分どおり焼き，つけだれを加えて味をからませ，さらに焼き上げる。 ④ だいこんおろしとすだちを添える。
冷やし鉢　副菜	なす 40g / にんじん 15g / ごぼう 15g / こまつな 40g / 砂糖 2g / うすくちしょうゆ 4g / だし汁 120g	① なすは4cm長さで皮面に斜めの切り目を入れて水につける。 ② にんじんは半月切り，ごぼうは4cmに切る。 ③ こまつなはさっとゆでて，4cmに切りそろえる。 ④ 鍋ににんじん，ごぼう，だし汁を入れ，4〜5分煮てなすと調味料を加え，5分煮る。さらにこまつなを入れてひと煮立ちさせる。 ⑤ あら熱がとれたら，食前20分冷蔵庫で冷やす。
さやいんげんのピーナッツ和え　副菜	さやいんげん 40g / えのきたけ 10g / ピーナッツバター 10g	① さやいんげん，えのきたけは3cmに切る。 ② 沸騰した湯で，さやいんげん，えのきたけをゆでる。 ③ ざるに広げて冷めたらピーナッツバターで和える。

献立	1人分材料・分量（目安量）	作り方
間食　ロールパンサンド	バターロール 40g / マヨネーズ 10g / 練りからし 1g / 卵 20g / レタス 10g	① 卵はかたゆでたまごにする。 ② バターロールは包丁で縦に半分に切り目を入れる。からしとマヨネーズを混ぜてパンに塗る。 ③ レタスと卵をサンドする。
すいか / 乳酸菌飲料	すいか 100g / 乳酸菌飲料 65g	

1日の栄養量

	E(kcal)	P(g)	F(g)	食塩(g)
朝	382	13.1	5.4	1.9
昼	598	17.6	11.1	2.3
夕	460	18.3	10.2	1.4
間食	313	8.1	13.4	0.8
計	1,753	57.1	40.2	6.3

P：F：C　P 13.0　F 20.6　C 66.3　%

食事バランスガイド

「つ」(SV)
主食 1 2 3 4 5 6 7
副菜 1 2 3 4 5 6
主菜 1 2 3 4 5
牛乳・乳製品 2 / 1 1 2 果物

「つ」(SV) とはサービング（食事の提供量の単位）の略

食事計画献立例2

食事計画｜献立例 2　　1,800 kcal

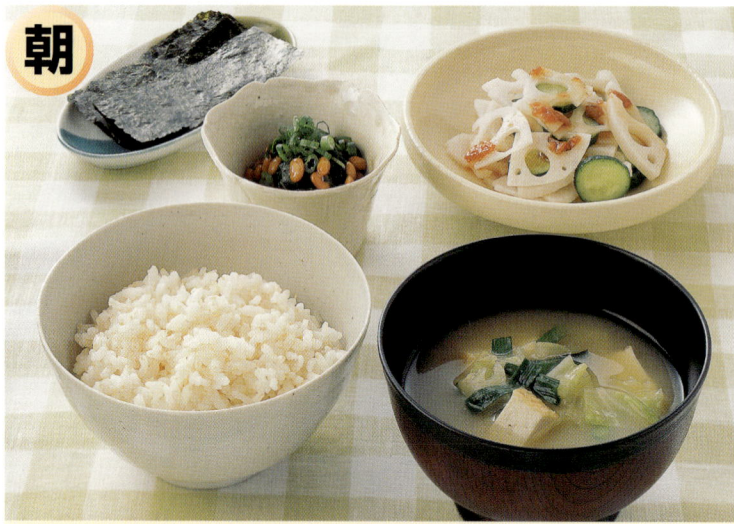

朝

● ビタミンB, E, Cがたっぷり。よくかんで味わう和の朝食です

主食	ごはん
汁	キャベツと厚揚げのみそ汁　*variation* 実だくさんみそ汁 *p.97*
主菜	モロヘイヤ納豆
副菜	れんこんの梅味サラダ　*variation* なすのしぎ焼き *p.102*
副菜	焼きのり

	E(kcal)	P(g)	F(g)	食塩(g)
ごはん	251	4.1	0.9	0.0
キャベツと厚揚げのみそ汁	51	3.6	2.3	1.1
モロヘイヤ納豆	44	3.7	2.1	0.3
れんこんの梅味サラダ	34	1.1	0.1	0.5
焼きのり	3	0.6	0.1	0.0

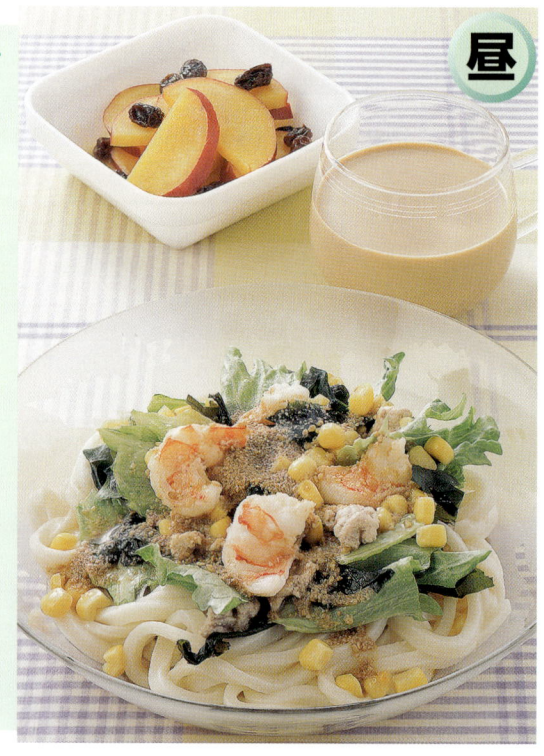

昼

● さっぱりした食欲増進のめん料理です

主食	サラダうどん　*variation* チャーハン *p.96*
副菜	さつまいものオレンジジュース煮　*variation* ピリ辛スープ *p.97*
飲み物	ミルクティー

	E(kcal)	P(g)	F(g)	食塩(g)
サラダうどん	330	12.8	5.5	2.1
さつまいものオレンジジュース煮	202	2.1	2.6	0.1
ミルクティー	66	2.7	3.0	0.1

妊娠高血圧症候群

妊娠高血圧症候群

夕

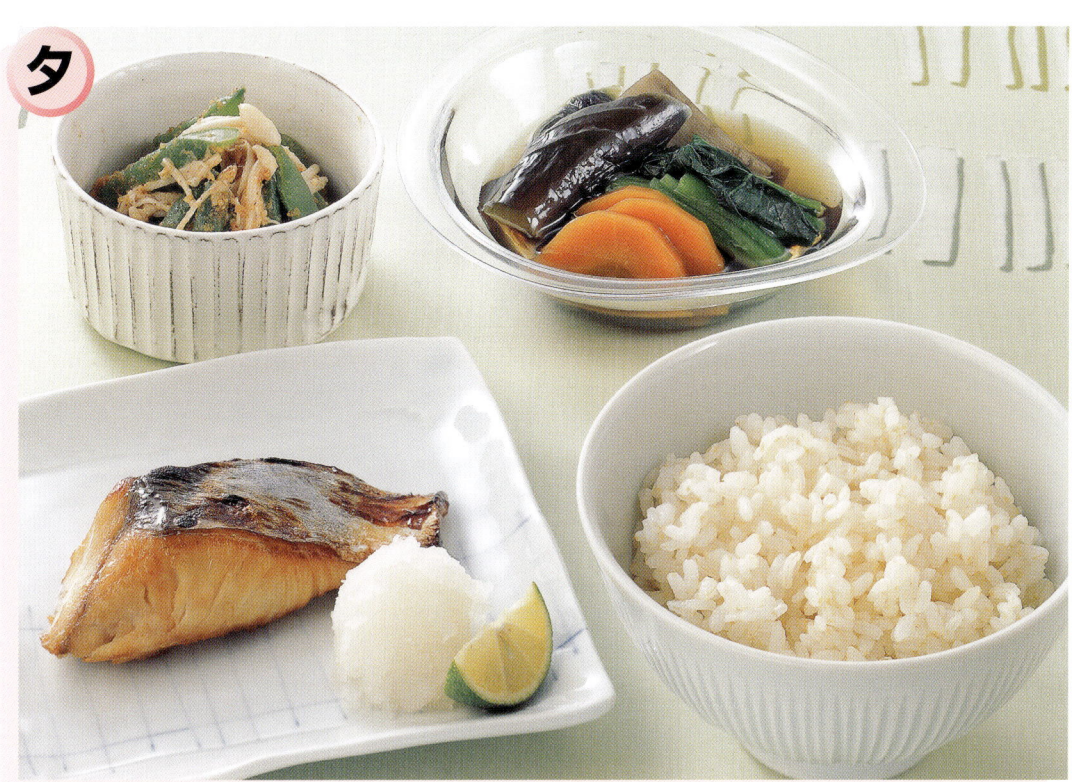

● 早めの準備で，楽しておいしい夕食を

	E(kcal)	P(g)	F(g)	食塩(g)
ごはん	251	4.1	0.9	0.0
さわらの照り焼き	91	8.5	3.9	0.5
冷やし鉢	43	2.2	0.3	0.8
さやいんげんのピーナッツ和え	75	3.5	5.1	0.1

主食　ごはん

主菜　さわらの照り焼き
　　　variation　きすと野菜のてんぷら　p.99

副菜　冷やし鉢
　　　variation　豆腐としゅんぎくの梅風味サラダ　p.100

副菜　さやいんげんのピーナッツ和え
　　　variation　そうめん入り野菜椀　p.97

間食

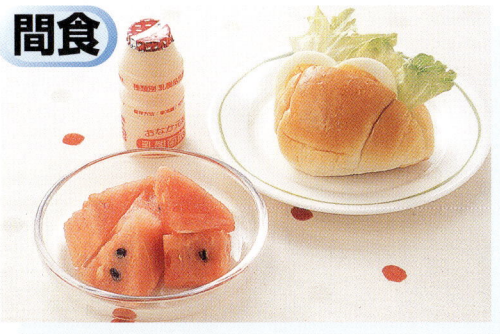

間食　ロールパンサンド
　　　すいか
　　　乳酸菌飲料

	E(kcal)	P(g)	F(g)	食塩(g)
ロールパンサンド	230	6.8	13.3	0.8
すいか	37	0.6	0.1	0.0
乳酸菌飲料	46	0.7	0.1	0.0

食事計画 ｜ 献立例 3 ｜ 1,800 kcal

朝はパンが主食，夕食は主食がごはん，主菜が肉で中華風の献立

朝

献立	1人分材料・分量（目安量）	作り方
ライ麦パン 主食	ライ麦パン 70 g マーマレード 15 g 無塩バター 5 g	① パンはトーストする。
あさりの チャウダー 主菜	あさり水煮（缶） 15 g ホールコーン（缶） 20 g たまねぎ 20 g にんじん 20 g じゃがいも 20 g ブロッコリー 20 g 牛乳 60 g 小麦粉 7 g バター 5 g 固形コンソメ 1 g 水 150 g	① たまねぎ，にんじん，じゃがいもは1cm角の薄切にする。 ② ブロッコリーは熱湯でさっとゆでる。 ③ 鍋にバターを熱し，たまねぎを炒め，すき通ったら，にんじん，じゃがいもを加えて炒める。 ④ ③に小麦粉を加えて焦がさないように少し炒めて，水と固形コンソメを入れて4～5分煮る。 ⑤ あさり，コーン，ブロッコリーを加えて煮立て，牛乳を加える。煮立つ前に火を止める。
ヨーグルト フルーツ デザート	キウイ 50 g 黄桃缶 30 g プレーンヨーグルト 30 g	① キウイの皮をむき，1cm角に切る。黄桃も1cm角切りにする。 ② キウイと黄桃を盛り合わせ，ヨーグルトをかける。

昼

献立	1人分材料・分量（目安量）	作り方
ごはん 主食	胚芽米ごはん 150 g	
オムレツ 野菜添え 主菜	たまねぎ 30 g しめじ 10 g 油 10 g 卵 50 g 　塩 0.2 g 　こしょう（少々） ケチャップ 15 g マヨネーズ 5 g かぼちゃ 40 g みずな 15 g	① かぼちゃはくし型に切り，熱湯でゆでる。サラダ用みずなは洗って，3cmに切る。 ② 卵を割って，塩，こしょうを加えよく混ぜる。 ③ たまねぎ，しめじは5mm位に細かく刻む。 ④ フライパンに油半量を熱し，たまねぎ，しめじを炒めてとりだす。粗熱がとれたら②に混ぜる。 ⑤ フライパンに残りの油を熱し，④を流して，箸で大きくかき混ぜて，半熟状態になったら向こう側に寄せてオムレツ型にまとめる。裏返して表面を焼き，皿にとる。 ⑥ ①の野菜を添える。 ⑦ ケチャップとマヨネーズを軽くミックスして添える。
はるさめの サラダ 副菜	はるさめ 5 g かに風味かまぼこ 10 g かいわれだいこん 3 g ドレッシング 8 g	① はるさめは3cm長さに切り，熱湯につけて戻す。 ② かに風味かまぼこは粗くほぐす。 ③ 水をきったはるさめとかまぼこ，かいわれだいこんを混ぜ，ドレッシングをかける。
パイン アップル デザート	パインアップル 60 g	

妊娠高血圧症候群

夕

献立	1人分材料・分量（目安量）	作り方
ごはん（主食）	胚芽米ごはん 150 g	
豆腐のスープ（汁）	木綿豆腐 20 g カットわかめ 1 g にら 4 g 鳥がらだし 120 g 塩 0.2 g しょうゆ 1 g	① 豆腐は厚さ5mmの棒状に切る。わかめは水につけて戻し、2cmに切る。にらは3cmに切る。 ② 鍋に鳥がらだしを煮立て、豆腐、わかめを加え、ひと煮立ちしたら塩、しょうゆで調味する。 ③ にらを加えて火を止める。
豚肉の炒め物（主菜）	豚肉（ヒレ）30 g 　酒 3 g 　かたくり粉 3 g たまねぎ 50 g 生しいたけ 10 g ピーマン 15 g 赤ピーマン 15 g 黄ピーマン 15 g カリフラワー 40 g にんにく 1 g 塩 0.5 g　　しょうゆ 5 g 砂糖 3 g　　中華だし 30 g 油 5 g　　　ごま油 1 g	① 豚ヒレ肉は5mm厚さに切り、酒を振り、かたくり粉をまぶす。 ② たまねぎ、生しいたけは2cmに角切り、ピーマン、赤ピーマン、黄ピーマンはへたと種をとって一口大の乱切りにする。カリフラワーは小房にして熱湯でさっとゆでる。にんにくはスライスする。 ③ 塩、しょうゆ、砂糖、中華だしを混ぜておく。 ④ 鍋に油半量を熱し、にんにくを炒め、豚肉を炒めて取り出す。 ⑤ 残りの油でたまねぎを炒める。すき通ってきたら、しいたけ、ピーマンを加えて炒める。 ⑥ 九分どおり火が通ったらカリフラワーと豚肉を加え、③の調味料をからませ、さらに炒める。
きゅうりのピリ辛和え（副菜）	無頭えび 15 g きゅうり 30 g だいこん 30 g とうがらし粉（少々） 砂糖 3 g 酢 5 g	① えびは皮をむいて熱湯でゆでる（大きければ食べやすく切る）。 ② きゅうり、だいこんは長さ3cm、厚さ1mmの短冊に切る。 ③ 砂糖、酢、とうがらしを混ぜて、えび、きゅうり、だいこんと混ぜ合わせて、盛り付ける。

間食

献立	1人分材料・分量（目安量）	作り方
ふかしいも 抹茶ミルク	さつまいも 80 g 抹茶 1 g 牛乳 80 g 砂糖 3 g	① さつまいもは1cm厚さに切り、ラップで包んで電子レンジに6分かける。 ② 抹茶を溶かし牛乳を注ぐ。好みで砂糖を入れる。 ③ 常備のほろ煎り煮干しを添える（献立例1参照）。
ほろ煎煮干し	煮干し 5 g	

1日の栄養量

	E(kcal)	P(g)	F(g)	食塩(g)
朝	507	15.4	13.7	1.8
昼	597	13.7	23.4	1.5
夕	473	20.1	8.9	2.0
間食	191	7.1	3.6	0.3
計	1,767	56.4	49.6	5.6

P：F：C　P 12.8　F 25.2　C 62.0　%

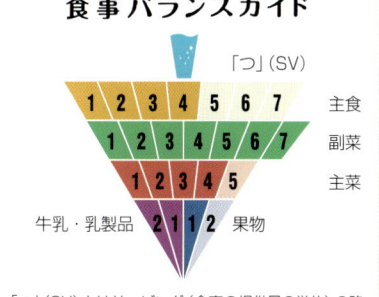

食事バランスガイド

「つ」（SV）とはサービング（食事の提供量の単位）の略

食事計画献立例3

食事計画｜献立例 3　　1,800kcal

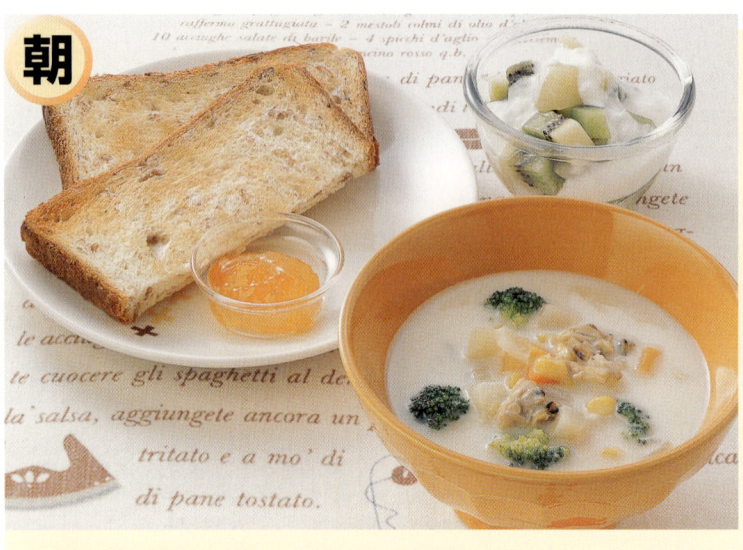

朝

●鉄分と食物繊維たっぷりの朝食で，1日を快適に

主食	ライ麦パン
主菜	あさりのチャウダー *variation* カレーシチュー p.98
デザート	ヨーグルトフルーツ *variation* トマトのコンポート p.103

	E(kcal)	P(g)	F(g)	食塩(g)
ライ麦パン	260	5.9	5.6	0.9
あさりのチャウダー	176	7.7	7.1	0.9
ヨーグルトフルーツ	71	1.7	1.0	0.0

●手軽にできて栄養バランスのよい1食です

主食	ごはん
主菜	オムレツ野菜添え *variation* 牛肉のオイスターソース炒め p.99
副菜	はるさめのサラダ *variation* もやしのカレー炒め p.102
デザート	パインアップル

昼

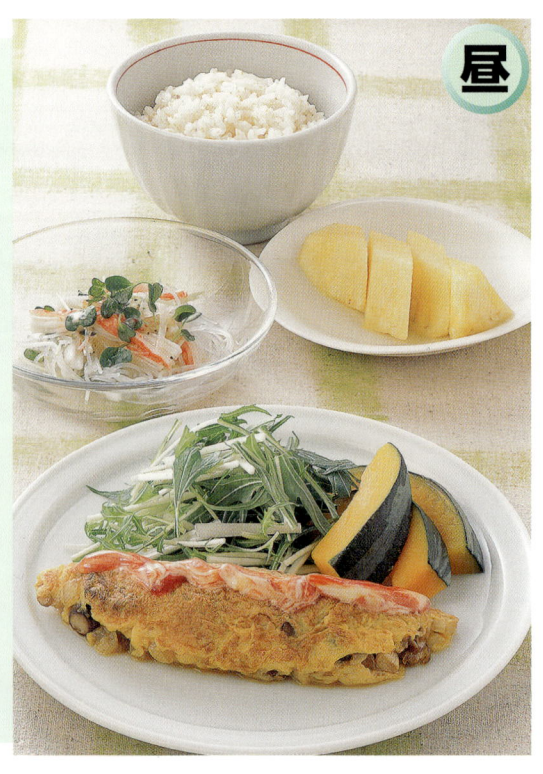

	E(kcal)	P(g)	F(g)	食塩(g)
ごはん	251	4.1	0.9	0.0
オムレツ野菜添え	257	8.0	19.1	1.0
はるさめのサラダ	59	1.3	3.4	0.5
パインアップル	31	0.4	0.1	0.0

| 妊娠高血圧症候群 |

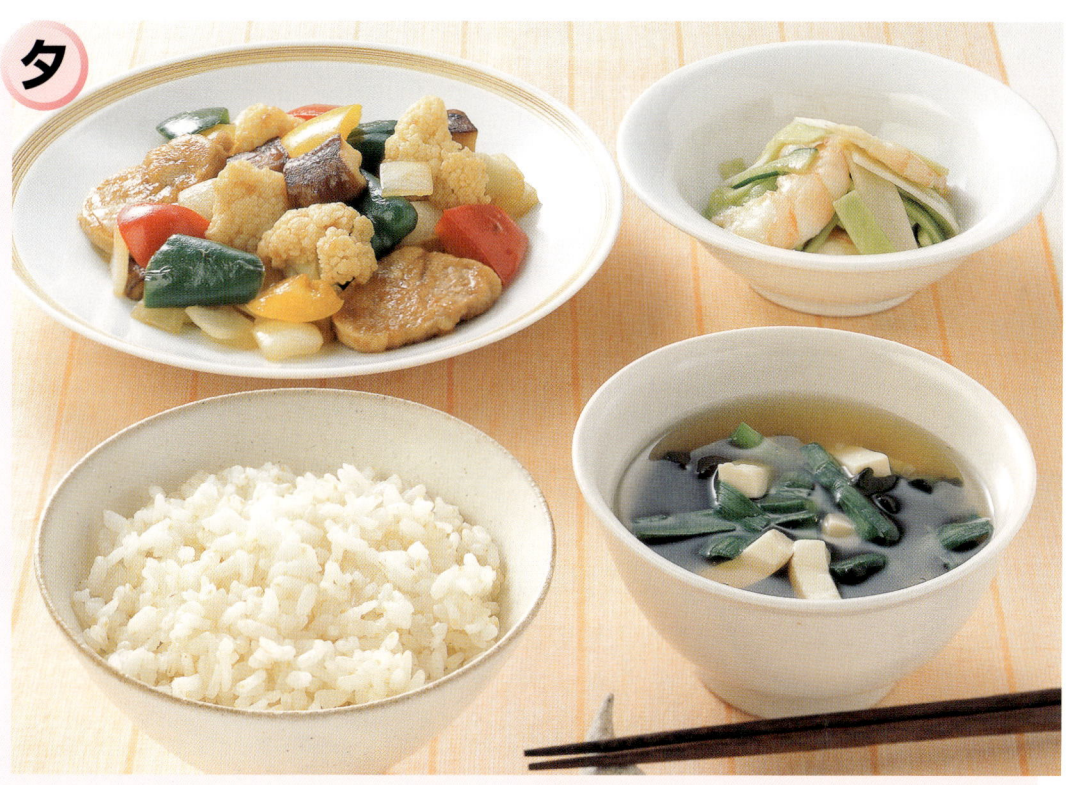

● ビタミンA, B群たっぷりの，疲労予防に役立つ献立です

主食	ごはん
汁	豆腐のスープ *variation* 華風かき玉スープ
主菜	豚肉の炒め物 *variation* めかじきのピリ辛炒め *p.100*
副菜	きゅうりのピリ辛和え *variation* ハムとキャベツの中華和え *p.101*

	E(kcal)	P(g)	F(g)	食塩(g)
ごはん	251	4.1	0.9	0.0
豆腐のスープ	26	3.0	1.1	0.7
豚肉の炒め物	162	9.9	6.7	1.3
きゅうりのピリ辛和え	35	3.2	0.1	0.1

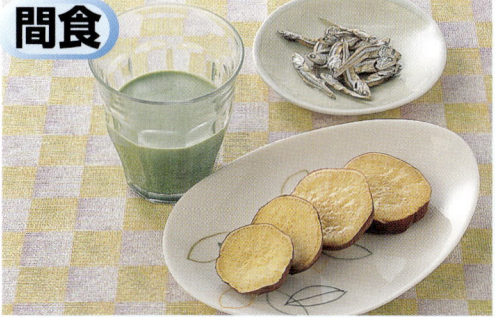

間食	ふかしいも 抹茶ミルク ほろ煎煮干し

	E(kcal)	P(g)	F(g)	食塩(g)
ふかしいも	106	1.0	0.2	0.0
抹茶ミルク	68	2.9	3.1	0.1
ほろ煎煮干し	17	3.2	0.3	0.2

食事計画献立例3

組合せ料理例

主食

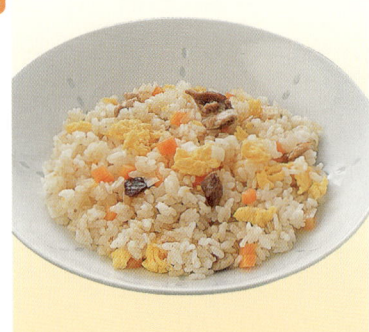

チャーハン

材料・分量（目安量）

胚芽米ごはん	150 g	油	7 g
豚肉（かた）	20 g	こしょう	（少々）
卵	25 g	ガーリックパウダー	（少々）
長ねぎ	20 g	塩	1 g
にんじん	15 g		

作り方

① 豚肉は1cm切り，ねぎ，にんじんは5mm角に切る。にんじんはさっとゆでておく。
② 鍋に油2gを入れて熱し，溶き卵を加えていりたまごを作り，取り出す。その鍋に残りの油を熱し，ねぎを炒める。その後で豚肉，にんじんを炒める。
③ ②にかために炊いたごはんを入れて炒める。塩，こしょう，ガーリックパウダーで調味をする。

E(kcal)	P(g)	F(g)	食塩(g)
389	11.5	11.3	1.1

●いろいろな具材で手軽にできて，おいしい主食です。

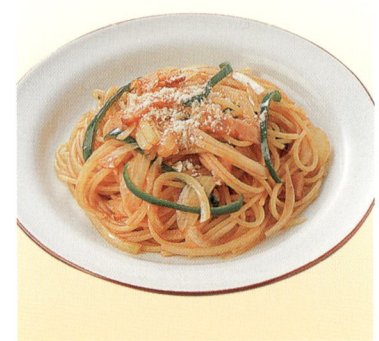

スパゲッティナポリタン

材料・分量（目安量）

スパゲッティ	80 g	油	8 g
ショルダーベーコン	10 g	ケチャップ	15 g
たまねぎ	40 g	塩	0.8 g
ピーマン	20 g	粉チーズ	1 g

作り方

① スパゲッティは沸騰湯でゆでてざるに上げておく。
② ベーコンは1cmに切る。たまねぎ，ピーマンは薄切りにする。
③ フライパンに油を熱し，ベーコン，たまねぎ，ピーマンを加え，しんなりしたらスパゲッティを加え炒める。ケチャップ，塩で調味して，器に盛りチーズをふる。

E(kcal)	P(g)	F(g)	食塩(g)
436	13.4	11.3	1.6

●急に食べたくなるスパゲッティは日本食になりきっています。バリエーションを楽しみましょう。

洋風さけずし

材料・分量（目安量）

胚芽米ごはん	150 g	レタス	10 g
生さけ	30 g	酢	15 g
ロースハム	10 g	塩	1 g
卵	20 g	砂糖	13 g
きゅうり	20 g	油	3 g

作り方

① 酢，塩，砂糖，油を混ぜ，かために炊いたごはんに混ぜてすしめしにしておく。
② さけは素焼きにして，粗くほぐす。卵はいり卵に，薄切りハムは1cm角，レタスは2cm角に，きゅうりは小口切りにする。
③ すしめしに②の具を混ぜ合わせ，彩りよく盛り付ける。

E(kcal)	P(g)	F(g)	食塩(g)
427	15.2	8.7	1.4

●さけずしは夏向き料理と思われますが，年間通して手軽にできる，誰にも好まれるごはんものです。

実だくさんみそ汁

材料・分量（目安量）

だいこん	50 g	万能ねぎ	5 g
じゃがいも	50 g	だし汁	120 g
油揚げ	10 g	みそ	8 g

作り方

① だいこん，じゃがいもは太めの拍子木切り，油揚げは短冊，万能ねぎは小口切りにする。
② 鍋にだし汁と野菜を入れて煮，煮えたらみそと万能ねぎを加える。

● 家庭のみそ汁の基本は実だくさんで考えましょう。栄養バランスばっちりです。

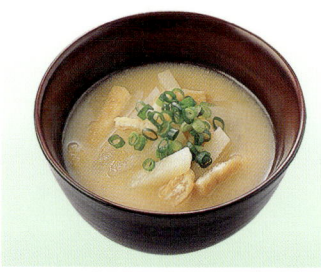

E(kcal)	P(g)	F(g)	食塩(g)
105	4.4	3.9	1.1

そうめん入り野菜椀

材料・分量（目安量）

そうめん（乾）	10 g	かぶ	20 g	だし汁	120 g
さといも	30 g	えのきたけ	15 g	塩	0.5 g
にんじん	10 g	万能ねぎ	2 g	しょうゆ	2 g

作り方

① さといもは5mm厚さの輪切り，にんじん，かぶはいちょう切り，えのきたけと万能ねぎは3cm長さに切る。そうめんはかためにゆでる。
② 濃いめのだし汁で野菜を軟らかく煮る。塩，しょうゆで味をつけ，ゆでたそうめんを入れた椀に注ぐ。万能ねぎを散らす。

● のど越しのよいそうめんは食が進みます。冷やし仕立てもよいでしょう。

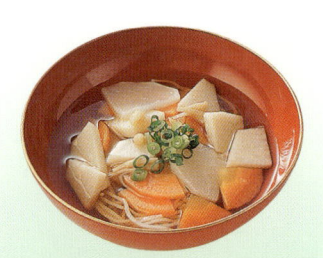

E(kcal)	P(g)	F(g)	食塩(g)
70	2.8	0.3	1.3

豚汁

材料・分量（目安量）

豚薄切り肉（もも）	10 g	ごぼう	10 g	だし汁	120 g
だいこん	20 g	長ねぎ	5 g	みそ	8 g
にんじん	10 g	しょうが	1 g		

作り方

① 豚肉は2cmに切る。だいこんとにんじんはいちょう切り，ごぼうはささがき，ねぎは小口切りにする。鍋を熱して豚肉を炒め，だいこん，にんじん，ごぼうを加えて炒め，しょうがとだし汁を加えて，軟らかく煮る。
② みそで味をつけ沸騰する前にねぎを加え，火を止める。

● しょうが風味の豚汁はお総菜の定番。からだも温まります。

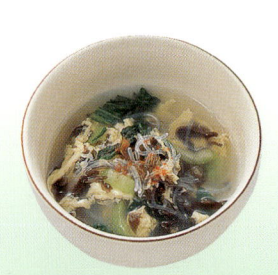

E(kcal)	P(g)	F(g)	食塩(g)
47	4.2	1.0	1.1

ピリ辛スープ

材料・分量（目安量）

はるさめ	2 g	チンゲンサイ	15 g	鳥がらだし	120 g
きくらげ	1 g	卵	20 g	とうがらし粉	(少々)

作り方

① はるさめは熱湯につけて戻し4cmに切る。きくらげは戻してせん切りにする。
② チンゲンサイはさっとゆでる。卵はほぐしておく。
③ 120gの水に鳥がらだしを煮立て，材料を加えてひと煮立ちさせ，卵を散らす。好みでとうがらし粉を加える。

● 鳥がらスープ仕立てで野菜たっぷり。ピリ辛味が食欲と栄養を満足させます。

E(kcal)	P(g)	F(g)	食塩(g)
49	4.0	2.3	0.2

組合せ料理例

汁

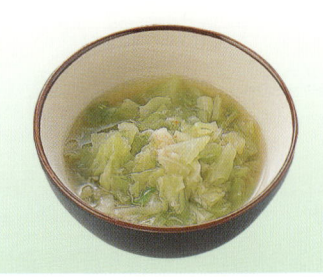

E(kcal)	P(g)	F(g)	食塩(g)
32	3.4	0.2	1.2

キャベツとかにの中華スープ

材料・分量（目安量）

キャベツ	60 g	塩	0.8 g
かに（缶詰）	10 g	しょうゆ	1 g
中華だし	120 g	かたくり粉	2 g

作り方
① キャベツは2cmの角切りにする。
② 中華だしにキャベツを加えて軟らかく煮る。
③ かにを加え，塩，しょうゆで調味して，水溶きかたくり粉でとろみをつける。

●キャベツの甘味とかにのうま味がおいしいスープです。

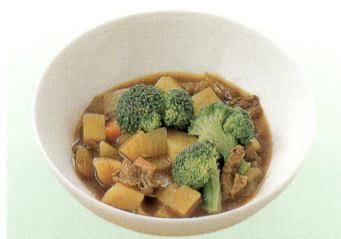

E(kcal)	P(g)	F(g)	食塩(g)
126	4.6	7.2	0.6

カレーシチュー

材料・分量（目安量）

牛肉（かた）	15 g	にんじん	5 g	水	120 g
たまねぎ	20 g	ブロッコリー	20 g	カレールウ	5 g
じゃがいも	30 g	油	2 g		

作り方
① 牛肉は2cm角，たまねぎ，じゃがいも，にんじんは1cm角に切る。ブロッコリーは一口大の小房にしてゆでておく。
② 鍋に油を熱し，牛肉と野菜を炒めて水を加えて軟らかく煮る。
③ カレールウを加え，弱火にして約2分煮る。最後にブロッコリーを加える。

●誰にでも好まれる一品。食欲のないときにおすすめです。

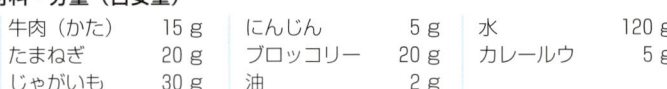

E(kcal)	P(g)	F(g)	食塩(g)
111	4.2	4.1	0.9

コーンスープ

材料・分量（目安量）

スイートコーンクリーム（缶）	50 g	固形コンソメ	1 g
		牛乳	100 g
		乾燥パセリ	（少々）

作り方
① コーンクリームは漉して，皮を除いておく。
② 固形コンソメと牛乳，①を合わせて温める。パセリを散らす。

●ホットでも，冷やしても，好まれるスープです。

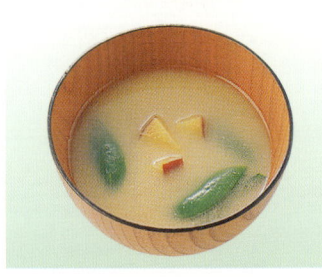

E(kcal)	P(g)	F(g)	食塩(g)
79	2.4	0.6	1.1

さつまいもとスナップえんどうのみそ汁

材料・分量（目安量）

さつまいも	40 g	だし汁	120 g
スナップえんどう	20 g	みそ	8 g

作り方
① さつまいもは5mmの半月切り，スナップえんどうは筋をとり半分に切る。
② 鍋にだし汁とさつまいもを入れ，軟らかく煮えたら，スナップえんどうを加えてみそを加える。

●初夏のスナップえんどうとさつまいもとのとりあわせが意外にマッチする一品です。

牛肉のオイスターソース炒め

材料・分量（目安量）

牛薄切り肉（かた）	50 g	ごま油	5 g
かたくり粉	1 g	しょうゆ	3 g
れんこん	50 g	オイスターソース	5 g
にんにくの芽	15 g	酒	5 g

作り方
① 牛肉は3cm位に切り，かたくり粉をまぶしておく。
② れんこんは半月切りにする。
③ にんにくの芽は3〜4cmに切る。
④ ごま油で，②③を炒め，最後に①を加えて炒めて，調味料を加える。

●ごはんの進むお総菜。れんこんのシャキシャキ感がポイントです。

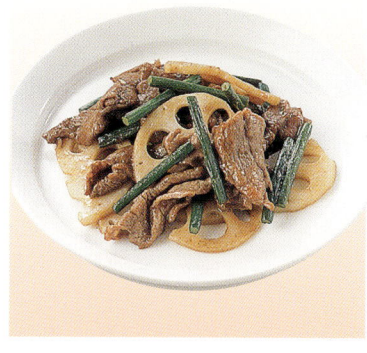

E(kcal)	P(g)	F(g)	食塩(g)
245	10.7	16.3	1.1

きすと野菜のてんぷら

材料・分量（目安量）

きすの開き	30 g	小麦粉	20 g
さつまいも	30 g	卵	5 g
なす	20 g	水	55 g
たまねぎ	40 g	揚げ油	14 g
青じそ	1 g	塩	1 g
		抹茶	0.5 g

作り方
① さつまいも，なすは5mm厚さの輪切り，たまねぎは半月切りで崩れないようにつまようじを打つ。
② 卵水に小麦粉を加えて衣を作る。揚げ油を170℃に熱し，野菜，魚の順に揚げる。青じそは片面に衣をつける。盛り付ける前にたまねぎのつまようじを抜く。
③ 抹茶塩を添える。

●カラリと揚がったきすと野菜のてんぷらは抹茶塩で一味ひきたちます。

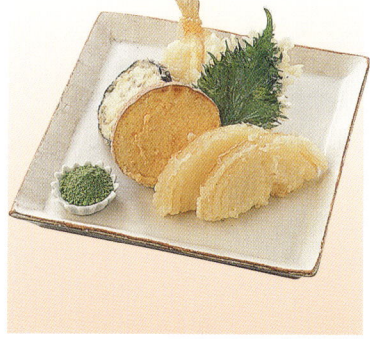

E(kcal)	P(g)	F(g)	食塩(g)
296	9.1	15.1	1.1

かきフライ温野菜添え

材料・分量（目安量）

かき	60 g	カリフラワー	30 g
小麦粉	10 g	菜の花	30 g
卵	5 g	にんじん	5 g
パン粉	10 g	レモン	10 g
揚げ油	12 g	濃厚ソース	10 g

作り方
① かきは水で振り洗いをしてざるに上げ，水気をきっておく。
② カリフラワー，菜の花，型抜きしたにんじんはゆでておく。
③ かきに小麦粉，卵，パン粉の順に衣をつけ，170℃の油でカラリと揚げる。
④ 食器にかきを盛り，温野菜を添え，レモンを添える。

●どんなお料理にしてもおいしいかき。衣のサックリ感がフライの醍醐味です。よく火を通しましょう。

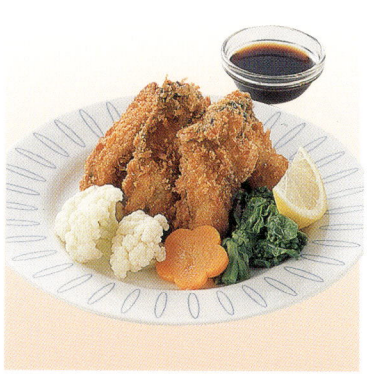

E(kcal)	P(g)	F(g)	食塩(g)
267	9.3	14.4	1.5

組合せ料理例

主菜

豆腐としゅんぎくの梅風味サラダ

材料・分量（目安量）

木綿豆腐	100 g	梅干し（調味漬）	4 g
ひきわり納豆	10 g	練りからし	（少々）
もやし	30 g	しょうゆ	3 g
しゅんぎく	20 g	ごま油	4 g
		酢	5 g

作り方
① 豆腐は熱湯にくぐらせ，冷まして1cm厚さに切る。
② もやし，しゅんぎくもゆでて水で冷まし3cm長さに切る。刻んだ梅干し，練りからし，しょうゆ，ごま油と酢を混ぜておく。
③ 器に豆腐，納豆，しゅんぎくを盛り付け，調味液をかける。

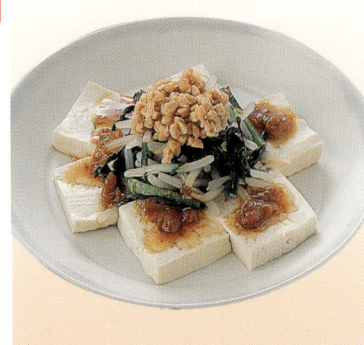

E(kcal)	P(g)	F(g)	食塩(g)
144	9.4	9.3	0.8

● カルシウムたっぷりの木綿豆腐をたくさん食べましょう。

めかじきのピリ辛炒め

材料・分量（目安量）

めかじき	40 g	しょうが	1 g
酒	5 g	トウバンジャン	（少々）
小麦粉	3 g	しょうゆ	5 g
油	3 g	砂糖	2 g
長ねぎ	5 g	タアサイ	50 g

作り方
① めかじきは一口大にそぎ切りにして，酒を振る。みじん切りにしたねぎとしょうが，トウバンジャン，しょうゆ，砂糖と合わせておく。
② めかじきの水気をとり，小麦粉を薄くつける。フライパンに油を熱し，めかじきの両面をからりと焼き①の漬け汁をからませ，取り出す。
③ タアサイをゆでて3cmに切り，②のフライパンで炒め，盛り付けためかじきに添える。

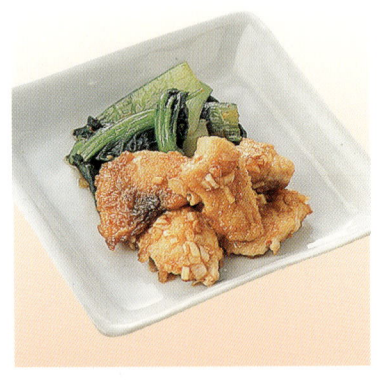

E(kcal)	P(g)	F(g)	食塩(g)
138	8.7	7.8	0.9

● 魚が苦手な若い人もおいしく食べられる一品です。この味はまぐろやさばでも好評です。

ゆで豚のからし酢みそかけ

材料・分量（目安量）

豚薄切り肉（もも）	40 g	みそ	9 g
酒	3 g	砂糖	4 g
キャベツ	60 g	だし汁	10 g
トマト	30 g	酢	10 g
カットわかめ	1.5 g	練りからし	0.3 g

作り方
① 豚肉に酒を振る。キャベツはゆでて2cm角切りにする。わかめは戻し，熱湯をくぐらせ，一口大に切る。トマトは半月切りにする。
② 豚肉を熱湯の中で，1枚ずつ広げて火を通す。冷めたら食べやすく切る。
③ みそ，砂糖，だし汁を合わせて，小鍋で火を通す。火からおろして酢とからしを加え，混ぜ合わす。
④ 皿に豚肉と野菜を盛り，③の練りみそをかける。

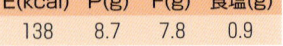

E(kcal)	P(g)	F(g)	食塩(g)
104	10.8	2.0	1.1

● 豚肉をあっさり，たっぷりと食べられる一皿です。

はくさいとツナのサラダ

副菜

材料・分量（目安量）

はくさい	60 g	油	4 g
ツナ（缶詰）	20 g	酢	7 g
クレソン	5 g	塩	0.5 g
ミニトマト	15 g	だし汁	7 g
サラダな	3 g		

作り方

① はくさいは短冊切りにする。ツナは油をきる。クレソンは葉先を洗う。ミニトマトは1/2に切る。
② 油，塩，酢，だし汁を混ぜる。
③ はくさい，ツナ，ミニトマト，クレソンを和える。サラダなを敷き盛り付ける。

●相性の良いはくさいとツナ缶のサラダはどなたにも好評です。

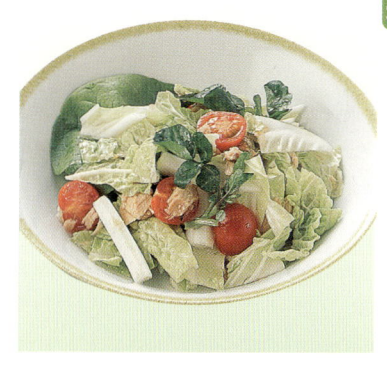

E(kcal)	P(g)	F(g)	食塩(g)
106	4.4	8.4	0.7

こまつなとえのきたけのごま和え

材料・分量（目安量）

こまつな	60 g	白すりごま	2 g
えのきたけ	15 g	しょうゆ	3 g
だし汁	30 g	だし汁	5 g
		黒ごま	0.5 g

作り方

① こまつなは熱湯でゆでて，3cmに切る。えのきたけも3cmに切り，だし汁でさっと煮て汁をきっておく。
② 白ごまをよくすり，しょうゆ，だし汁を加えてこまつな，えのきたけを和える。黒ごまは盛り付けた後，上に振りかける。

●カルシウムの多いこまつなとごまは定番のお総菜です。

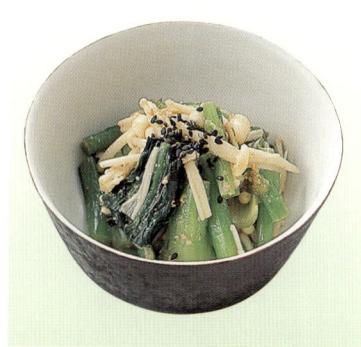

E(kcal)	P(g)	F(g)	食塩(g)
30	2.1	1.5	0.5

ハムとキャベツの中華和え

材料・分量（目安量）

キャベツ	60 g	酢	7 g
にんじん	15 g	塩	0.3 g
ロースハム	15 g	砂糖	1 g
		ごま油	2 g

作り方

① キャベツ，にんじんは短冊切りにして，2分程ゆでる。
② ハムは放射状に切る。
③ 酢，塩，砂糖とごま油を混ぜて，キャベツ，にんじん，ハムを和える。

●キャベツ，にんじんをサッとゆでるとボリュームが減り甘味が増して，ハムとベストマッチングになります。

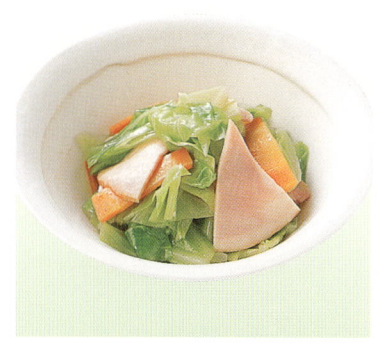

E(kcal)	P(g)	F(g)	食塩(g)
73	3.4	4.2	0.7

組合せ料理例

副菜

かぼちゃの甘煮

材料・分量（目安量）

かぼちゃ	80 g	砂糖	5 g
黒だいずの甘納豆	20 g	しょうゆ	2 g
さやいんげん	5 g	だし汁	100 g

作り方
① かぼちゃは3cm幅で，厚めのくし型に切る。さやいんげんをゆでて，斜めに半分に切る。
② 鍋にかぼちゃと黒だいずを入れ，だし汁と調味料を加えて煮る。
③ かぼちゃが軟らかく煮えたら器に盛り，さやいんげんを散らす。

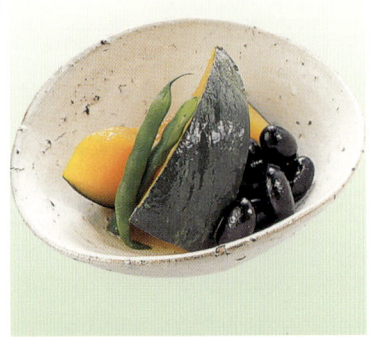

E(kcal)	P(g)	F(g)	食塩(g)
100	5.2	2.0	0.4

● 1年を通して体にやさしい煮物料理です。

なすのしぎ焼き

材料・分量（目安量）

なす	80 g	だし汁	30 g
豚薄切り肉（もも）	15 g	西京みそ	9 g
かいわれだいこん	5 g	砂糖	3 g
油	3 g	赤とうがらし	（少々）

作り方
① なすは乱切りにする。豚肉は一口大に切る。
② 鍋に油を熱して豚肉を炒め，次になすを炒める。なすに火が通ったら西京みそ，砂糖，だし汁を加えて汁気がなくなるまで混ぜる。とうがらし少々を輪切りにして加え，器に盛る。上にかいわれだいこんを散らす。

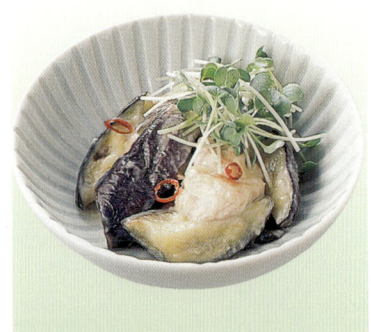

E(kcal)	P(g)	F(g)	食塩(g)
112	4.9	5.7	0.6

● 手軽にできて，いつもおいしい一品です。

もやしのカレー炒め

材料・分量（目安量）

もやし	90 g	油	5 g
ピーマン	20 g	カレー粉	0.5 g
竹輪	30 g	塩	0.3 g

作り方
① もやしはひげ根をとり，ピーマン，竹輪はせん切りにする。
② フライパンに油を熱し，もやし，ピーマンを炒めて，火が通ったら竹輪を加え，カレー粉，塩で調味する。

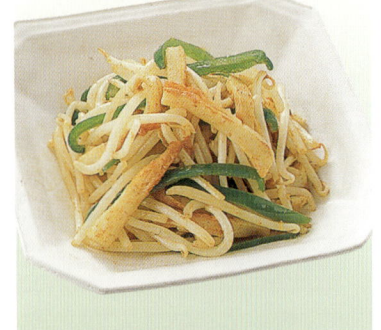

E(kcal)	P(g)	F(g)	食塩(g)
102	5.7	5.7	0.9

● 忙しいとき，冷蔵庫にある材料で作れます。

ながいもの織部茶巾

材料・分量（目安量）

ながいも	60 g	塩	0.1 g
砂糖	6 g	抹茶	1 g

作り方
① ながいもは皮をむいて洗い，2 cm厚さに切って蒸し器で10分蒸す。
② ボウルに入れてマッシャーでつぶす。熱いうちに砂糖と塩を加え混ぜる。
③ あら熱が取れたら2等分し，半分は抹茶で色付ける。2色合わせてラップで茶巾に作る。

●高級和菓子が意外と簡単に出来上がります。

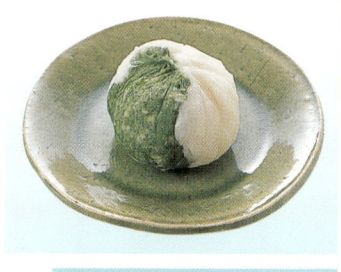

E(kcal)	P(g)	F(g)	食塩(g)
65	1.6	0.2	0.1

クラッシュコーヒーゼリー

材料・分量（目安量）

コーヒー浸出液	90 g	粉ゼラチン	1 g
砂糖	10 g	牛乳	20 g
		ミント葉	1 枚

作り方
① ゼラチンを小さじ1の水でふやかす。鍋にコーヒー，砂糖を入れて火にかけて溶かす。火を止めてゼラチンを加え，あら熱を取って冷蔵庫で固める。
② フォークで崩して器に盛り，牛乳をかけてミントを添える。

●家族のお祝いやお友達との会食に。ひと手間かけて目先を変えます。

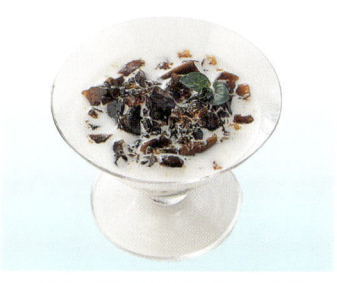

E(kcal)	P(g)	F(g)	食塩(g)
60	1.8	0.8	0.0

トマトのコンポート

材料・分量（目安量）

トマト	100 g	はちみつ	5 g
砂糖	10 g		

作り方
① トマトは半分に切りへたをとり，弱火で3分煮る。
② ポリ袋に砂糖，はちみつを入れておく。
③ トマトを取り出し皮をむき，②の中に入れ空気を抜き，封をして2～3時間冷蔵庫で味を浸透させる。食べやすく切って盛りつける。

●トマトを使ったアイデアデザートです。

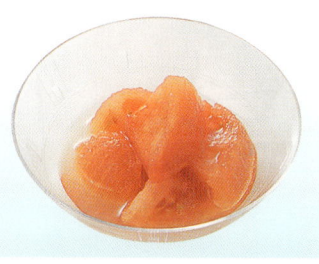

E(kcal)	P(g)	F(g)	食塩(g)
72	0.7	0.1	0.0

コーンフレークスのヨーグルトがけ

材料・分量（目安量）

コーンフレークス	15 g	プレーンヨーグルト	50 g
みかん（缶詰）	50 g		

作り方
① みかんの缶詰とコーンフレークスを盛り付け，ヨーグルトをかける。

●朝食や3時のおやつの一品に。材料のとりあわせでバリエーションを。

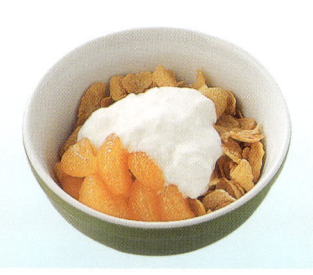

E(kcal)	P(g)	F(g)	食塩(g)
120	3.2	1.8	0.4

組合せ料理例

デザート・間食

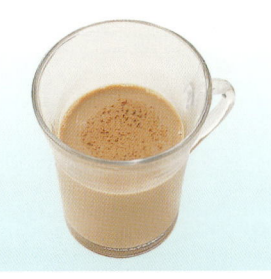

E(kcal)	P(g)	F(g)	食塩(g)
134	5.2	6.3	0.2

カフェキャラメル

材料・分量（目安量）

コーヒー粉末	2 g	牛乳	140 g
ミルクキャラメル	8 g（1個）	シナモン	（少々）

作り方

① 牛乳とミルクキャラメルを電子レンジ対応カップに入れて，加熱する。
② コーヒー粉末を熱湯15 g（大さじ1）で溶かし①に加えてかき混ぜ，シナモンを振る。

●懐かしいキャラメル味のカフェ。午後のひとときを楽しんでください。

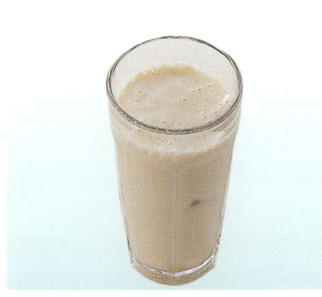

E(kcal)	P(g)	F(g)	食塩(g)
78	0.4	0.0	0.0

オレンジのワインソーダ

材料・分量（目安量）

オレンジしぼり汁	50 g	赤ワイン	10 g
炭酸飲料（サイダー）	120 g		

作り方

① オレンジは飾り用1切を残して，レモンしぼり器でしぼる。
② しぼり汁と赤ワインをグラスに注ぎ，炭酸飲料を注ぎ，オレンジを飾る。

●ちょっと大人の味のソフトドリンクです。

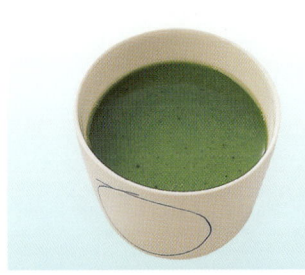

E(kcal)	P(g)	F(g)	食塩(g)
157	4.1	4.0	0.1

ミックスジュース

材料・分量（目安量）

バナナ	50 g	牛乳	100 g
ミックスフルーツ缶	60 g	氷	（適宜）
（みかん・もも・パインアップル 各20 g）			

作り方

① バナナとミックスフルーツ缶をミキサーに入れ，牛乳を加えて攪拌する。
② 氷を入れたコップに注ぐ。缶詰の汁を適量加えてもよい。

●生で食べてもおいしいフルーツ。ジュースにすると違ったおいしさを発見できます。

E(kcal)	P(g)	F(g)	食塩(g)
107	0.7	0.1	0.0

抹茶くず湯

材料・分量（目安量）

くず粉	20 g	砂糖	8 g
抹茶	2 g	熱湯	140 g

作り方

① くず粉，砂糖，抹茶をマグカップに入れ，湯15 g（大さじ1）を加えて混ぜる。
② 溶けたらスプーンで混ぜながら，沸騰した湯を一気に加え，よく混ぜる。

●寒い季節にからだが温まるくず湯は，いろいろなバリエーションで楽しみたい飲み物です。

妊娠高血圧症候群

妊娠糖尿病

妊娠糖尿病の医学 …… 106
医師：坂本　忍（東京医科歯科大学）

栄養食事療法 …… 108
管理栄養士：冨岡加代子（岡山県立大学）

食事計画｜献立例 …… 114
管理栄養士：冨岡加代子（岡山県立大学）

組合せ料理例 …… 126
管理栄養士：冨岡加代子（岡山県立大学）

妊娠糖尿病の医学

I. 妊娠糖尿病の概要

わが国において糖尿病が急増している現在，糖尿病合併妊娠（pregestational diabetes）および妊娠時に発生したか，または初めて認識された耐糖能[*1]低下を示す妊娠糖尿病（gestational diabetes mellitus）などの糖代謝異常妊娠に遭遇する機会が増えています。妊娠糖尿病の臨床的問題点は，①周産期合併症の増加，②母体が将来2型糖尿病発症の可能性大，③児が将来2型糖尿病および肥満症発症の可能性大などです。なお，妊娠糖尿病と診断された症例は，分娩後に改めて糖負荷試験を行い，糖尿病（型），境界型，正常型に分類されます。

[*1] 負荷したグルコースに対して生体が示す代謝能力のことをいう。

II. 妊娠糖尿病の検査と診断

妊娠糖尿病の診断には，日本産科婦人科学会が1984年に発表した75g糖負荷試験による診断基準が用いられています。すなわち，空腹時血糖値が100 mg/dl 以上，75g糖負荷試験1時間後血糖値が180 mg/dl 以上，2時間後血糖値が150 mg/dl 以上のうち2個以上を満たすものを妊娠糖尿病と診断しています。また，随時血糖値が200 mg/dl 以上の症例や，空腹時血糖値が126 mg/dl 以上の症例は糖負荷試験を行わずに診断しています。

なお，スクリーニングは，尿糖（＋），糖尿病家系，肥満症，過度の体重増加，巨大児出産の既往，加齢などのリスク因子のみでは見逃される症例が多く，妊娠初期は随時血糖値測定（カットオフ値は 95 mg/dl），および妊娠24～28週などの妊娠中期は，トレーランG50経口投与などによる糖負荷試験（glucose challenge test）を行い，1時間後の血糖値測定（カットオフ値は 140 mg/dl）などが推奨されています。

耐糖能異常妊娠の母体合併症としては，インスリン抵抗性[*2]が増大して，1型糖尿病ばかりではなく2型糖尿病でもケトアシドーシスを起こす可能性があります。また，糖尿病網膜症や糖尿病腎症の悪化する可能性があり，妊娠高血圧症候群の合併も多く認められます。

胎児・新生児合併症としては，妊娠初期の血糖コントロール不良により形態的先天異常や流産が増加します。また，母体の高血糖が胎児の高血糖を引き起こし，胎児インスリン分泌促進に伴う成長促進作用により巨大児を生じるともいわれています。この巨大児は肩甲難産[*3]をしばしば引き起こします。

[*2] インスリン受容体の異常によるインスリン作用の低下をいう。

[*3] お産の際に児の頭が出た後，肩が産道に引っかかってしまう状態。

III. 妊娠糖尿病の治療

　妊娠中の血糖管理として，静脈血漿グルコース値は食前が 70 〜 100 mg/dl で，食後 2 時間が 120 mg/dl 以下であり，HbA_1c 値は 4.3 〜 5.8 ％であることが望ましいとされています。また，血糖自己測定法としては，毎食前 30 分，毎食後 2 時間，眠前の 1 日 7 回測定が標準とされています。妊娠中は極端な食事制限を行わず，妊婦としての適正な栄養食事療法が必要とされています。活動量の少なくなっている妊婦には＋ 200 kcal が，授乳婦には＋ 500 kcal が付加量とされています。1 日 3 食で目標血糖値が達成できない場合は，朝食・昼食・夕食を各回 2：1 位に分割して 1 日 6 食が勧められています。また，夜間低血糖の存在する場合には眠前のスナックが与えられます。もちろん，食後の口腔内清浄と歯牙管理は必要です。適正な栄養食事療法にもかかわらず目標血糖値が達成できない場合は，積極的なインスリン療法が行われます。妊娠末期にはインスリン投与量を約 2 倍に増量しなければならない場合が多く，注意深い血糖管理が必要となります。また，分娩後はインスリン需要量低下に伴い速やかに約 1/2 に減量します。

　妊娠糖尿病の耐糖能再評価は分娩後 1 〜 3 カ月の間に行います。空腹時血糖値または糖負荷試験などにより，糖尿病型，境界型，正常型に分類されます。境界型の症例は 3 〜 6 カ月ごとに反復検査を行い，正常型の症例でも 1 年ごとに反復検査を行います。耐糖能異常妊婦管理は，妊娠前から分娩後までの厳格な血糖コントロールが必要とされますが，家族の理解と協力，さらに周産期管理専門医，糖尿病専門医，眼科専門医，助産師，（管理）栄養士などによる集学的な協力体制が必要不可欠とされています。

表 1　耐糖能異常妊娠の母児合併症

1）母体合併症
　　糖尿病性ケトアシドーシス　　流産
　　糖尿病網膜症悪化　　　　　　早産
　　糖尿病腎症悪化　　　　　　　妊娠高血圧症候群
　　インスリン使用時低血糖　　　羊水過多
　　　　　　　　　　　　　　　　巨大児（肩甲）難産

2）胎児・新生児合併症
　　先天形態以上　　　　　　　　新生児低血糖
　　巨大児　　　　　　　　　　　新生児高ビリルビン血症
　　巨大児分娩障害　　　　　　　新生児高カルシウム血症
　　胎児発育遅延　　　　　　　　多血症
　　胎児仮死・胎児死亡　　　　　新生児呼吸窮迫症候群
　　　　　　　　　　　　　　　　肥厚性心筋症
　　　　　　　　　　　　　　　　肥満症・糖尿病

栄養食事療法

Ⅰ. 栄養食事療法の考え方

❶ 栄養食事療法の目的

　栄養食事療法の目的は，母体の血糖をコントロールして胎児の正常な発育を目指すことです。そのためには，肥満の有無を評価して，身体活動など個人個人の状況に合わせた適正なエネルギー量を決定し，妊娠月数に見合った体重増加量を図ります。しかし，血糖のコントロールや体重過剰を意識しすぎて極端なエネルギー制限にならないよう注意が必要です。三大栄養素の配分に注意し，ビタミンやミネラルについては妊婦に必要な量の確保をします。
　妊娠糖尿病では栄養食事療法は治療の基本となります。目標とされている血糖コントロールに達しない場合はインスリンを使用しますが，インスリンを使用して血糖をコントロールする場合も栄養食事療法は重要です。

❷ 適正なエネルギー量

　妊娠糖尿病におけるエネルギー量の算出は，基本的には糖尿病の栄養食事療法の方針に準じます。まず，妊娠前の肥満度を評価して，肥満していなければ（BMI 25 以下），糖尿病の軽労作のエネルギー算定量に，妊娠に必要な付加量を加えます（表 2）。妊娠初期は胎児も大きくなく，母体の体重変化もさほどありませんが，中期から後期では，妊娠月数に応じた胎児の発育に必要な栄養量を補充します。しかし，一般に胎児の発育とともに母体の生活活動量が低下する傾向にありますので，これも考慮してエネルギー量を決定します。妊娠前からすでに肥満している場合は，1,200 kcal～1,400 kcal 程度の低エネルギー量に設定し，肥満の改善を行う場合もあります。基本的には肥満妊婦では付加量を加えません（表 2）。ただし，このときは，医師，管理栄養士の十分な管理下におき，ケトアシドーシス[*1]に陥らないようにすることが大切です。

*1 脂肪がエネルギー源として利用され続けたときに，血中にケトン体が増加し，血液は酸性に傾く。

*2 標準体重＝身長(m) × 身長(m) × 22。

表2　エネルギー量の算出式

妊娠初期	30 kcal×標準体重[*2] ＋ 50 kcal
妊娠中期	30 kcal×標準体重 ＋ 250 kcal
妊娠後期	30 kcal×標準体重 ＋ 500 kcal
肥 満 者	30 kcal×標準体重
授 乳 期	30 kcal×標準体重 ＋ 450 kcal

❸ その他の栄養素

一般に，妊娠時期にあたる女性は，葉酸やその他のビタミン，カルシウム，鉄などのミネラルの摂取量が不足傾向にあります。ビタミン，ミネラルは「日本人の食事摂取基準」（巻末資料 p.136 参照）を参考に，妊婦期ごとに必要とされている付加量を加えた量が十分摂取できるよう食品を選択します。また，食物繊維は血糖上昇を緩やかにしてくれます。便秘対策もかねて十分にとります。

❹ 食事の仕方

良い血糖コントロールを維持するために，食事を5～6回に分割して摂取することも有効です。血糖値を正常に保つことには，一度にたくさん食べないことです。1日に3食，さらに間食も含め，規則正しい時間に食べることが大切です。特に後期は，間食は食事の分割と心得て，嗜好品に偏らないように食品を選択して食べましょう。

Ⅱ. 栄養基準（栄養補給）

適正エネルギー量の範囲で，三大栄養素のバランスを整え，さらにビタミン・ミネラルが不足しないようにします。1,200 kcal 以下の低エネルギー食では，ビタミン・ミネラルが不足しやすくなりますので注意します。十分摂取できないときはサプリメントも考慮します。

たんぱく質，脂質，炭水化物（糖質）のエネルギー比率は，たんぱく質15～20％，脂質25～30％，炭水化物（糖質）50～60％とします。胎盤を通じて赤ちゃんに届く主なエネルギー源はグルコースです。したがって，血糖値を気にしすぎて糖質を極端に制限することは危険です。エネルギー別に栄養素量の例を示しました（表3）。

表3　栄養素等基準

エネルギー (kcal)	たんぱく質 (g)	脂質 (g)	炭水化物 (g)	カルシウム (mg)	鉄 (mg)	葉酸 (μg)
1,200	60	35	160	600	20	440
1,400	65	40	190	600	20	440
1,600	70	45	230	600	20	440
1,800	75	50	260	600	20	440
2,000	80	55	290	600	20	440

Ⅲ. 栄養食事療法の進め方

　高血糖を避け，血糖の日内変動を少なくすることがポイントです。栄養食事療法は，基本的には糖尿病の食事を参考にします。また，1日に必要な量を3回で摂取するより間食（軽食）を含めて分割することで，食後の血糖の上昇が少なくなり高血糖予防効果はより期待できます。特に，後期は分割食が勧められます。

　妊娠時はビタミン・ミネラルも非妊娠時と比較して需要が高まります。これらの栄養素はたとえ低エネルギー食にしても必要です。栄養食事療法のみで血糖値の改善をみることも少なくありませんが，胎児の状況と食事摂取量，ヘモグロビン，血糖値，HbA_1c などの血液検査値をフィードバックしながら栄養食事療法を進めます。

表4　食品構成（例）

	1,200 kcal	1,400 kcal	1,600 kcal	1,800 kcal	2,000 kcal
パン	60	60	60	60	90
ごはん	200	300	300	350	400
（間食）			カステラ50g	カステラ50g	カステラ50g
果実	150〜200	150〜200	150〜200	150〜200	150〜200
肉類	40	40	40	60	60
魚介類	60	60	60	60	60
卵	50	50	50	50	50
大豆・大豆製品	100（豆腐）	100（豆腐）	100（豆腐）	100（豆腐）	100（豆腐）
乳・乳製品	200（牛乳）	200（牛乳）	200（牛乳）	200（牛乳） 50（ヨーグルト）	200（牛乳） 100（ヨーグルト）
油脂類	5	10	10	10 10（バター）	10 10（バター）
野菜，海藻，きのこ類	350以上	350以上	350以上	350以上	350以上
調味料	5（砂糖） 12（みそ）	5（砂糖） 12（みそ）	5（砂糖） 12（みそ）	5（砂糖） 12（みそ）	5（砂糖） 12（みそ）

表5　指示エネルギーの単位配分例（糖尿病交換表使用）

単位配分例	表1（ごはん，めん，パン）	表2（果実）	表3（肉，魚介類，卵，大豆製品）	表4（乳・乳製品）	表5（油脂）	表6（野菜類，海藻，きのこ類）	調味料
1,200 kcal	6	1.2	4	1.5	0.5	1.3	0.5
1,400 kcal	8	1.2	4	1.5	1	1.3	0.5
1,600 kcal	10	1.2	4.5	1.5	1	1.3	0.5
1,800 kcal	11	1.2	4.5	2	2	1.3	0.5
2,000 kcal	13	1.2	4.5	2.5	2	1.3	0.5

＊1単位は80kcalで、これを含む食品の重量が糖尿病食品交換表に示されています。
　各表に記載されている単位数を1日で摂取します。

1日の指示エネルギー量の範囲内で，栄養バランスを適正に整えられるように食品を選択して献立を作成します。

❶ 糖尿病食品交換表を利用した献立作成

妊娠糖尿病も通常の糖尿病も基本的に栄養食事療法の方針に変わりはありません。したがって，糖尿病食品交換表を活用すると栄養バランスの調整が簡単になり，献立のバリエーションも幅を広げることが容易になります。これを利用した単位配分例を表5に示しました。ビタミンや食物繊維の補給，空腹対策に食品交換表の表2（果実類）と表6（野菜類）を増やしました。

Ⅳ. 食事計画（献立）の立て方

適正エネルギー量で，十分なたんぱく質，ビタミン・ミネラル摂取ができる食事にします。献立作成では，まず主となるメニューを決めて，主食とたんぱく質源になる食品を決めます。間食も食事の一部ととらえ，糖分（単純糖質[*3]）に偏らないようにします。

*3 ショ糖（砂糖），果糖など。食品としては菓子類，果実類に主に含まれる。

❶ 献立の立て方

① 1日のエネルギー量を食事回数に分割します。妊娠前半は間食分として150～200 kcal 程度を差し引いてから，朝食，昼食，夕食の3食に配分します。

② 3食の配分は，主食となるごはんやパン，肉や魚類などたんぱく質性食品もできるだけ均等に配分します。

③ 主食・主菜を決め，これに添える副菜・汁物（または副菜2品）を組合せますが，揚げ物，炒め物，すしなどの献立は，油脂類や砂糖の使用量が多くなるので，1日の中での重複を避けます。

④ 油脂類は1日10 g 程度を目安にします。揚げ物なら1食分程度，炒め物は1日に2～3品分になります。多くなりやすい食品ですから意識して減らすようにします。

⑤ 果物や乳製品は間食に適しています。

⑥ 料理の際は，調味料の使い方に注意します。砂糖は多くても1日あたり10 g までにします。砂糖が多くなる調理では，人工甘味料の使用を検討します。

⑦ 野菜類は1日350 g 以上にします。

❷ 献立作成のポイント

1 6回食など頻回の食事のときは，とりすぎないよう注意します。場合によっては5回食にして，分割の割合を変えます。また，夕食に食事配分が偏らないよう注意します。

2 油脂類の使用量が制限されますので，ノンオイルドレッシングや，カロリーオフのマヨネーズなども利用します。また，揚げ物は焼き物や煮物にするなど調理方法を変えて油の使用量を減らします。

3 野菜，海藻，きのこ類，こんにゃくなどは，食物繊維の豊富な食事となり，血糖値の急上昇を防ぎます。また満足感も得られます。常備菜にして，準備することもよいでしょう。

4 温かいものは温かく，冷たいものは冷たく，香味野菜や，香辛料を少量使用します。うす味は砂糖の使用量も抑えることになります。

5 酢の物はうす味調理に良いのと，同時に鉄の吸収を良くします。また海藻や野菜類をたっぷり使用することで，肥満対策の1品になります。

6 間食は砂糖の多いものは控え，穀類，いも類を工夫して自然の甘みをいかしましょう。市販の飲料には予想以上に砂糖が多く含まれています。

7 献立はふだん食べている食事を見直すことから始めると良いでしょう。

8 うす味常備菜の作り置きや，冷凍庫を上手に活用します。

V. 栄養教育

❶ 基本的な考え方

　体重管理を行い，栄養食事療法，インスリン療法（図1）により血糖値を正常に保つことが基本です。これに対する理解を促し，自己管理能力を引き出せるよう援助します。日常食の量，生活リズム，家庭環境などの見直しをして精神的に負担がかからないように指導します。ただし，必要以上の恐怖心をあおることのないよう注意しましょう。

　栄養食事療法や運動療法のみで改善することも少なくありません。しかし，インスリン療法の導入の必要があることも心得ておき，栄養食事療法だけにとらわれないようなケアと頻回の指導が大切です。また，産前，産後の時期には精神的に不安定になる場合もあります。メンタルケアを考えながらの教育が重要です。

　臨床検査データや体重の変化，食事量などを話し合い，毎日の管理は自己管理が重要であることを確認して，やる気を引き出すようコーチングします。

❷ 指導のポイント

1 血糖を適正値の範囲内に厳格にコントロールすることが重要で，そのためにはエネルギー量をコントロールした食事を妊娠期間中継続して遵守できるよう指導します。なお，妊娠前期と後期では食事管理の考え方の基本が異なります。妊娠後半では胎児の発育に必要なエネルギー量を追加します。

2 各栄養素の過不足を確認します。特にビタミン，カルシウム，鉄など妊娠中に不足しがちな栄養素摂取の指導をします。また，妊産婦の年齢的な背景から脂肪摂取量が多くなりやすいことが予測されますので，多価不飽和脂肪酸を多く含む魚類を取り入れた食事を心がけるよう指導します。

3 菓子やジュース類などの嗜好品は単純糖質を多く含み，血糖の急激な上昇を招きます。過剰摂取の有無を確認します。

4 不規則な食事時間（夜10時以降の食事など）や食事割合（朝食が少なく，夕食が多いなど），欠食などの食習慣を確認します。

5 体重減少を目的とした厳しい食事制限は行いません。肥満妊婦の体重増加は4〜6kgを目標にします。

6 分食（6回食ないし5回食）指導を行います。間食も食事の一部と考え，市販の菓子やジュースに偏らないようにします。

7 低血糖対策にはキャンディーなどの携帯を指導します。

8 分娩後の肥満対策は早期から行います。

9 妊娠が安定している時期では，積極的にエネルギー消費（負担のない運動）を勧めます。

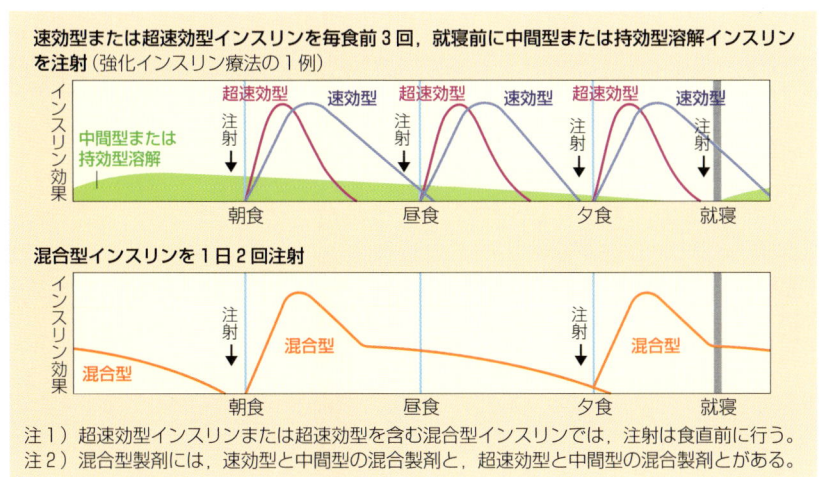

図1　インスリンの種類とその効果（食事との関係）
日本糖尿病学会編：糖尿病治療ガイド2008-2009（文光堂），p.57より作図

食事計画 | 献立例 1　　　1,800 kcal

朝食，昼食，夕食，そして2回の間食，規則正しい食事の献立

朝

献立	1人分材料・分量（目安量）	作り方
ごはん（主食）	胚芽米ごはん 150 g	
あさりのみそ汁（汁）	あさり 30 g（殻つき 80 g） だし汁 150 g みそ 8 g	①あさりは砂出しをして、よく洗う。 ②だしをとり、沸騰したらあさりを入れる。 ③貝の口が開いたら、みそを溶き入れ、火を止める。
ししゃもの焼き物　はくさいのごま昆布茶風味（主菜）	ししゃも 25 g はくさい 50 g にんじん 5 g 昆布茶 1 g いりごま 1 g	①ししゃもは焼く。 ②はくさい、にんじんはせん切りにして、塩をして軽くもんで水洗いして、水気をきっておく。 ③しんなりしたら昆布茶で風味をつけ、いりごまをまぶす。
さつまいもと刻み昆布の煮付け（副菜）	さつまいも 30 g 刻み昆布 2 g さくらえび 3 g 砂糖 2 g うすくちしょうゆ 4 g	①さつまいもは7mmの輪切り、または半月切りにする。さくらえびは戻す。 ②昆布は洗って水に戻しておき、つけ汁をだしにして、①と②を炊く。調味料で味付けし、戻したさくらえびを入れる。

昼

献立	1人分材料・分量（目安量）	作り方
ロールパン（主食）	ロールパン 60 g	
ミルクスープ煮（主菜）	豚薄切り肉（ロース）30 g カリフラワー 30 g ブロッコリー 30 g にんじん 10 g たまねぎ 30 g バター 5 g 小麦粉 4 g 水 100 g 固形コンソメ 1 g 牛乳 100 g 塩 0.5 g こしょう（少々）	①豚肉は一口大に切る。 ②カリフラワー、ブロッコリーは小房にし、下ゆでする。 ③にんじんは厚めの半月切りに、たまねぎは半分にし、くし型にざっくり切る。 ④バターで豚肉、たまねぎ、にんじんを炒め、小麦粉を振り入れ、さらに炒める。 ⑤小麦粉がだまにならないように、水を少しずつ加えていき、コンソメを入れる。 ⑥あくをとりながら煮て、牛乳を加え、ゆで野菜を加えて弱火にし、少し煮る。 ⑦塩、こしょうで味を調える。
シャキシャキサラダ（副菜）	だいこん 50 g みずな 10 g にんじん 10 g 干しぶどう 5 g りんご 30 g フレンチドレッシング 10 g 卵 50 g	①だいこん、にんじんはせん切りまたは短冊にし、みずなはざく切りにし水につける。 ②干しぶどうは好みで水でふやかし、りんごはいちょう切りにして、水につける。 ③卵をゆでて、くしまたは輪切りにする。 ④みずなの葉先を飾りに残し、①、②をドレッシングで和える。 ⑤④を盛り付け、卵を飾り、みずなの葉先をあしらう。

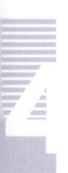

114　妊娠糖尿病

献立	1人分材料・分量（目安量）	作り方
夕 五目炊き込みごはん （主食）	米 70 g 水 85 g 鶏肉（もも） 40 g 　酒 5 g ごぼう 20 g こんにゃく 20 g にんじん 10 g しめじ 10 g さといも 30 g 油揚げ 10 g しょうゆ 7 g さやえんどう 5 g	① 米は洗っておく。 ② 鶏肉はそぎ切りにし，酒を振る。 ③ ごぼうはささがき，こんにゃくは下ゆでして適当な大きさに切り，あく出しをする。 ④ にんじんは半月切りまたは型抜きし，しめじは小房にしさといもは厚めの半月切りにする。油揚げは短冊に切り，湯抜きする。 ⑤ 米に材料を入れ，しょうゆと水を加えて炊き上げる。 ⑥ 炊き上がったら，ゆでてせん切りにしたさやえんどうを散らす。
豆腐の清し汁 （汁）	絹ごし豆腐 50 g 切りみつば 5 g カットわかめ 0.5 g ゆず 1 g うすくちしょうゆ 2 g 塩 0.5 g だし汁 150 g	① だし汁を沸かし，調味する。 ② 戻したわかめと，長方形に切った豆腐を入れ，静かに一煮立ちさせ，ゆず皮と切りみつばを浮かべる。
ほうれんそうのお浸し （副菜）	ほうれんそう 80 g しょうゆ 5 g だし汁 7 g かつお節 0.5 g	① ほうれんそうは色よくゆで，水にさらし，しぼる。 ② だししょうゆと，かつお節をのせる。

献立	1人分材料・分量（目安量）	作り方
午前の間食 バナナ・牛乳	バナナ 100 g 牛乳 150 g	

献立	1人分材料・分量（目安量）	作り方
午後の間食 みたらし団子	上新粉 40 g 熱湯 30 g こいくちしょうゆ 2.5 g 人工甘味料 2 g かたくり粉 1 g	① 上新粉と熱湯を混ぜ，少し冷まし，手でよくこねる。 ② ①を蒸し器で強火でよく蒸し，一度取り出し，さらにこねて水に冷まし，またこねて小さく丸めてくしに刺し，焼く。 ③ しょうゆを煮立て，人工甘味料を入れ，かたくり粉でとろみをつけ，団子に塗る。

1日の栄養量

	E(kcal)	P(g)	F(g)	食塩(g)
朝	404	17.8	4.5	4.1
昼	574	24.6	27.8	2.4
夕	439	21.3	7.5	2.9
間食	341	9.1	6.2	0.6
計	1,758	72.7	46.0	9.9

P：F：C　P 16.5　F 23.6　C 59.9　%

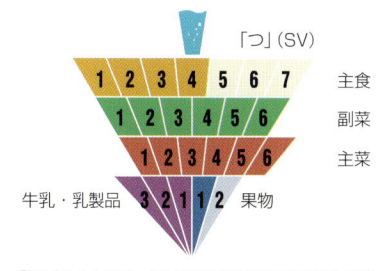

食事バランスガイド

主食 1 2 3 4 5 6 7「つ」(SV)
副菜 1 2 3 4 5 6
主菜 1 2 3 4 5
牛乳・乳製品 3 2 1　果物 1 2

「つ」(SV) とはサービング（食事の提供量の単位）の略

食事計画献立例 1

食事計画 | 献立例 1　　　1,800kcal

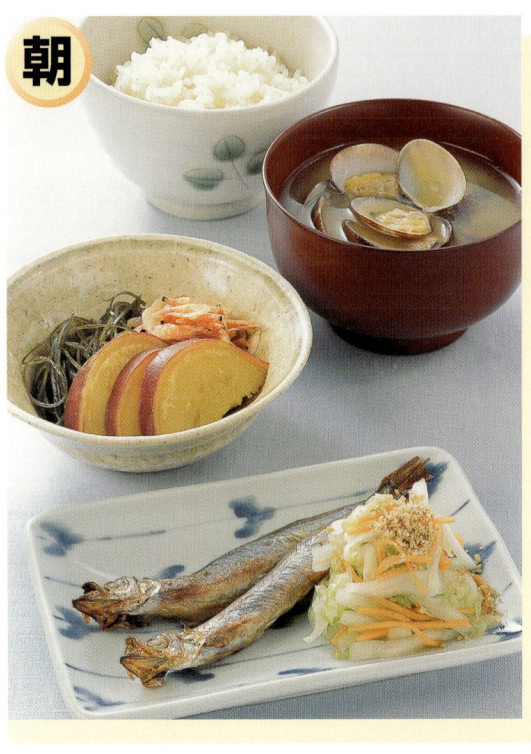

朝

● 骨ごと食べる小魚はカルシウムたっぷり。組合せの食塩量に要注意

主食	ごはん
汁	あさりのみそ汁 *variation*　かきたま汁
主菜	ししゃもの焼き物 はくさいのごま昆布茶風味 *variation*　しらす干しの酢の物
副菜	さつまいもと刻み昆布の煮付け *variation*　ポテトサラダ

	E(kcal)	P(g)	F(g)	食塩(g)
ごはん	251	4.1	0.9	0.0
あさりのみそ汁	26	3.0	0.7	1.8
ししゃもの焼き物 はくさいのごま昆布茶風味	57	5.9	2.6	0.8
さつまいもと刻み昆布の煮付け	71	4.8	0.2	1.5

昼

● サラダのレーズンは味のアクセントとミネラル補給に

主食	ロールパン
主菜	ミルクスープ煮 *variation*　ミネストローネ　*p.127*
副菜	シャキシャキサラダ *variation*　シーフードロールキャベツ　*p.128*

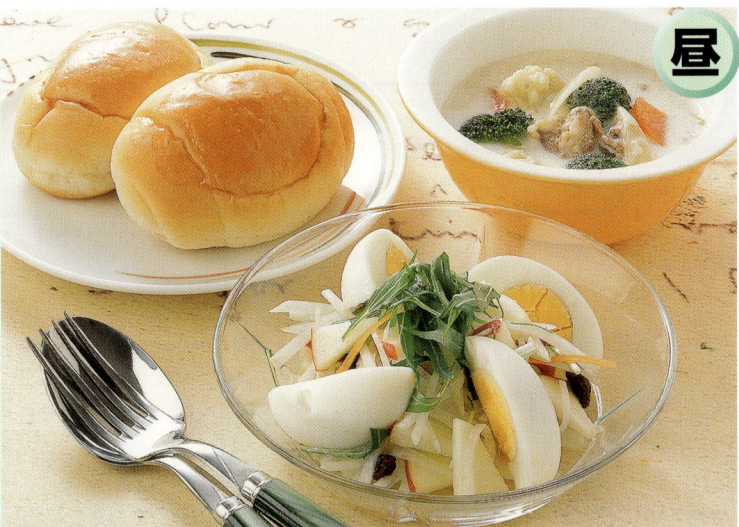

	E(kcal)	P(g)	F(g)	食塩(g)
ロールパン	190	6.1	5.4	0.7
ミルクスープ煮	222	11.6	13.0	1.2
シャキシャキサラダ	163	6.9	9.5	0.5

妊娠糖尿病

●ちょっと少なめの主食量は野菜やこんにゃくでカバーをします

主食	五目炊き込みごはん
	variation ちらしずし

汁	豆腐の清し汁
	variation 呉汁 *p.127*

副菜	ほうれんそうのお浸し
	variation 切干しだいこんの酢の物 *p.130*

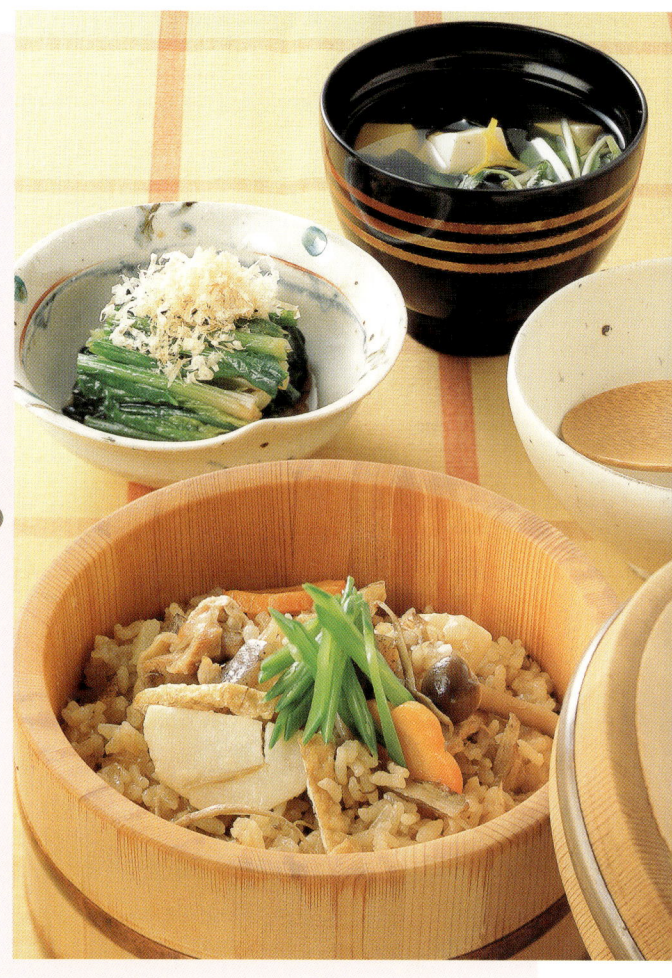

	E(kcal)	P(g)	F(g)	食塩(g)
炊き込みごはん	383	15.5	5.6	1.1
豆腐の清し汁	34	3.2	1.5	1.1
ほうれんそうのお浸し	22	2.6	0.3	0.7

間食

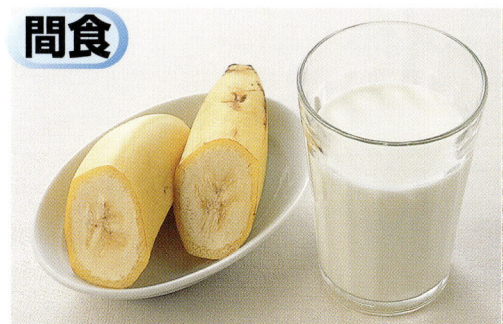

間食	バナナ
	牛乳
	みたらし団子

	E(kcal)	P(g)	F(g)	食塩(g)
バナナ	86	1.1	0.2	0.0
牛乳	101	5.0	5.7	0.2
みたらし団子	154	3.0	0.3	0.4

食事計画 ｜ 献立例 2 ｜ 1,800 kcal

血糖コントロールのために，朝，昼食の一部を間食にした献立

朝

献立	1人分材料・分量（目安量）	作り方
トースト（主食）	食パン 60 g 無塩バター 7 g	
野菜たっぷりスープ煮（汁）	だいこん 30 g　固形コンソメ 1 g にんじん 10 g　塩 0.5 g たまねぎ 30 g　こしょう（少々） はくさい 100 g　水 200 g ベーコン 2 g	① 野菜は好みの大きさに切り，コンソメスープでコトコト炊く。 ② 野菜の一部，スープを取り分けておく（1/4量程度）。（間食のたまごとじに使用する。）
かぼちゃのにんにく炒め（副菜）	かぼちゃ 50 g　油 3 g にんにく 5 g　しょうゆ 3 g しらす干し 10 g　塩 0.3 g	① かぼちゃは薄く切り，さっとゆでる。 ② にんにくも薄く切っておく。 ③ フライパンに油をまわし，にんにくをよく炒め，しらす干し（半乾）を炒める。 ④ さらにかぼちゃを入れて，炒め，調味する。
ヨーグルト（デザート）	プレーンヨーグルト 60 g	

昼

献立	1人分材料・分量（目安量）	作り方
ごはん（主食）	胚芽米ごはん 100 g	
とろろ昆布汁（汁）	とろろ昆布 2 g　だし汁 150 g しめじ 30 g チンゲンサイ 10 g うすくちしょうゆ 2 g	① しめじは小房にし，温めただし汁で炊く。 ② チンゲンサイは下ゆでしておく。 ③ 椀にとろろ昆布，チンゲンサイを盛り，①を注ぎ，うすくちしょうゆで味付けする。
レバーの香味揚げ（主菜）	牛レバー 50 g 香味だれ（長ねぎ 5 g，にんにく 3 g，しょうが 3 g，ごま 7 g，赤とうがらし 0.5 g，しょうゆ 5 g，みりん 5 g） かたくり粉 5 g　レタス 30 g 揚げ油 7 g　トマト 50 g	① 刻みねぎ，みじん切りにんにく，せん切りしょうがを作る。 ② ①にきりごま，しょうゆ，みりん，とうがらしを合わせ，血抜きしたレバーの薄切りを漬ける。 ③ 揚げ油を熱し，②にかたくり粉をまぶして揚げる。 ④ 皿に③を盛り付け，レタスとトマトを添える。 　（④の一部1/4程を間食用に取り分けておく）
納豆和え（主菜）	納豆 50 g　しょうゆ 2 g 練りからし（少々）　かつお節 1 g 長ねぎ 2 g	① 納豆としょうゆ，練りからしを合わせる。 ② 小口切りにしたねぎ，かつお節を上にのせる。

1日の栄養量

	E(kcal)	P(g)	F(g)	食塩(g)
朝	385	14.5	14.6	3.0
昼	508	26.2	18.8	1.7
夕	351	20.0	5.5	2.8
間食	573	18.6	19.4	0.9
計	1,817	79.3	58.3	8.3

P : F : C　P 17.5　F 28.9　C 53.7　%

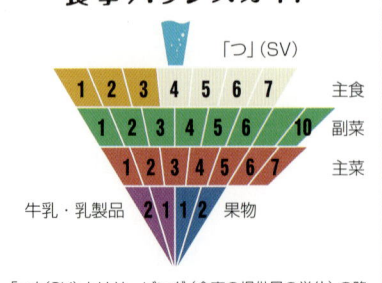

食事バランスガイド

主食 1 2 3 4 5 6 7
副菜 1 2 3 4 5 6 10
主菜 1 2 3 4 5 6 7
牛乳・乳製品 2　果物 1 2

「つ」(SV) とはサービング（食事の提供量の単位）の略

妊娠糖尿病

夕

献立	1人分材料・分量（目安量）	作り方
ごはん（主食）	胚芽米ごはん 100 g	
あじの刺し身（主菜）	あじ 60 g　　青じそ 2 g だいこん 30 g　しょうが 2 g しょうゆ 4 g だし汁 4 g	① 刺し身用あじは薄切りにする。 ② だいこんはしらがだいこんにする。 ③ ②を盛り，しその葉を飾り，①を盛る。 ④ 針しょうがを天盛りにする。 ⑤ だし割りしょうゆでいただく。
筑前風煮（副菜）	れんこん 20 g　　だし汁 100 g ごぼう 20 g　　　砂糖 3 g にんじん 15 g　　塩 0.3 g こんにゃく 40 g　しょうゆ 4 g さやえんどう 2 g　酒 3 g 乾しいたけ 3 g 早煮昆布 3 g	① れんこん，ごぼう，にんじんは小さめの乱切りにする。 ② こんにゃくはあく出しして，ちぎる。 ③ 乾しいたけは戻してせん切り，早煮昆布も水につけておき，戻し汁をだし汁として使う。 ④ さやえんどうはゆでて，色止めして切る。 ⑤ ごぼう，こんにゃく，しいたけ，昆布を炊き，れんこん，にんじんを入れ，調味する。 ⑥ 最後に④を入れ，火を止める。
中華酢の物（副菜）	きゅうり 30 g 大豆もやし 20 g カットわかめ 1 g ごま 2 g　　　酢 7 g うすくちしょう　人工甘味料 1 g ゆ 2 g　　　　ごま油 1 g 塩 0.3 g　　　（ラー油）	① きゅうりはせん切りにする。 ② もやしはひげ根をとり，ゆでる。 ③ わかめは戻して，熱湯をくぐらす。 ④ 調味料を合わせ，①②③を和える。

午前の間食・午後の間食

献立	1人分材料・分量（目安量）	作り方
午前の間食：おにぎり	胚芽米ごはん 70 g のり 1 g	① おにぎりを作り，のりを巻く。
スープ煮野菜のたまごとじ	朝の一部 にら 20 g 卵 50 g	① スープ煮の一部を温め，ざく切りにしたにらを入れる。 ② 溶き卵を回し入れる。
パインアップル	パインアップル 90 g	
午後の間食：ベークドポテトサラダ添え	レバーの香味揚げの一部 じゃがいも 100 g キャベツ 20 g にんじん 5 g ホールコーン（冷凍）15 g マヨネーズ 10 g	① じゃがいもは丸ごとホイルに包み，オーブントースターで焼く。 ② キャベツ，にんじんはコールスローにする。 ③ ②とコーンを混ぜ，マヨネーズで和える。 ④ レバーの香味焼きのレタス，トマトの一部を敷き，焼き上がったポテトを半分にして，③をのせる。 ⑤ 香味焼きレバーの少々をせん切りし，上にのせる。
フルーツポンチ	オレンジ 30 g　　いちご 30 g バナナ 20 g　　　キウイ 20 g 蜜　人工甘味料 2 g 　　水 20 g ミント葉（1枚）	① 人工甘味料と水で蜜を作り，切ったフルーツを盛り入れる。 ② ミントを飾る。
牛乳	牛乳 150 g	

食事計画献立例 2

食事計画｜献立例 2　　1,800 kcal

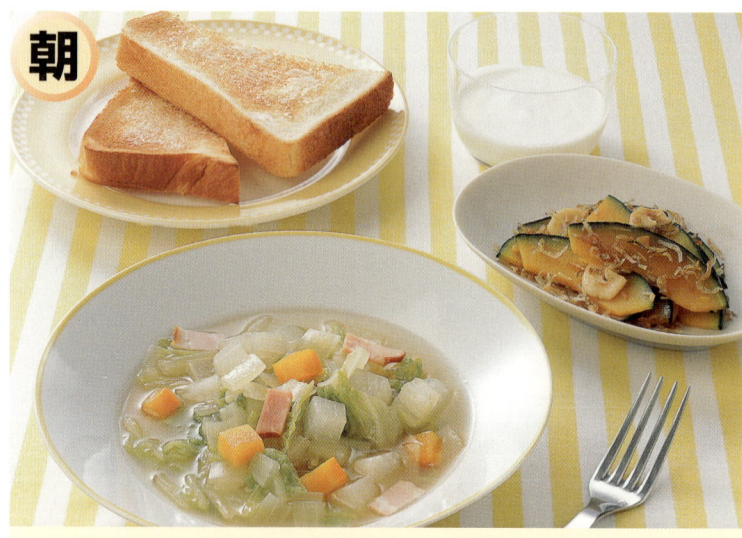

朝

● 高血糖対策にスープ煮は分割して，間食に回します

主食	トースト
汁	野菜たっぷりスープ煮 *variation* かぼちゃのスープ p.127
副菜	かぼちゃのにんにく炒め *variation* 五目野菜炒め p.131
デザート	ヨーグルト

	E(kcal)	P(g)	F(g)	食塩(g)
トースト	212	5.6	8.5	0.8
野菜たっぷりスープ煮	33	1.2	0.7	0.7
かぼちゃのにんにく炒め	103	5.5	3.6	1.4
ヨーグルト	37	2.2	1.8	0.1

● 貧血予防にレバーを使った献立です

 ごはん

 とろろ昆布汁

 レバーの香味揚げ
　　variation　レバニラ炒め

 納豆和え
　　variation　冷やっこ

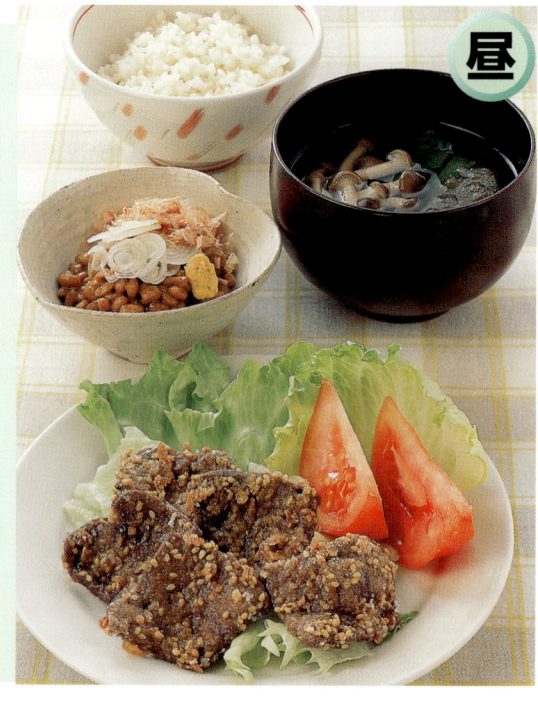

昼

	E(kcal)	P(g)	F(g)	食塩(g)
ごはん	167	2.7	0.6	0.0
とろろ昆布汁	14	1.9	0.4	0.6
レバーの香味揚げ	222	12.5	12.8	0.8
納豆和え	105	9.2	5.0	0.3

| 妊娠糖尿病 |

夕

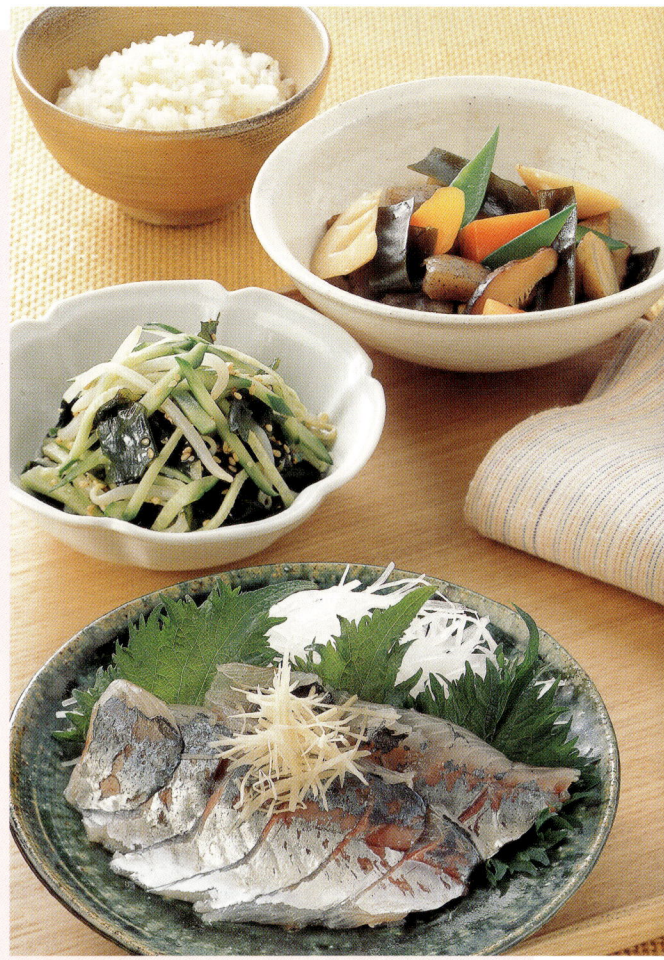

● 筑前風煮は少しうす味で

主食	ごはん
主菜	あじの刺し身 *variation* さんまの焼き魚レモン風味
副菜	筑前風煮 *variation* ひじきと大豆の煮物　*p.130*
副菜	中華酢の物 *variation* にんじんサラダ　*p.131*

	E(kcal)	P(g)	F(g)	食塩(g)
ごはん	167	2.7	0.6	0.0
あじの刺し身	82	13.0	2.1	0.8
筑前風煮	65	2.6	0.3	1.2
中華酢の物	37	1.7	2.4	0.9

間食

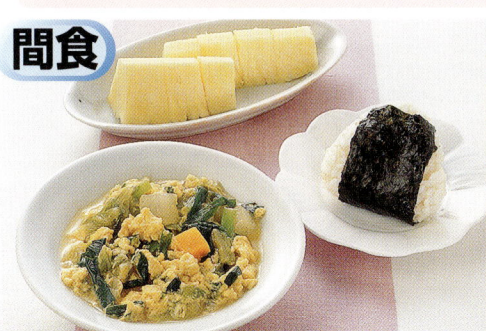
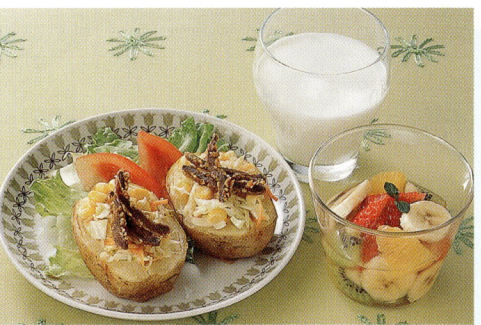

| 間食 | おにぎり
スープ煮野菜のたまごとじ
パインアップル

ベークドポテトサラダ添え
フルーツポンチ
牛乳 |

	E(kcal)	P(g)	F(g)	食塩(g)
おにぎり	119	2.3	0.5	0.0
スープ煮野菜の たまごとじ	91	6.9	5.5	0.4
パインアップル	46	0.5	0.1	0.0
ベークドポテト サラダ添え	167	2.9	7.6	0.2
フルーツポンチ	50	1.0	0.1	0.0
牛乳	101	5.0	5.7	0.2

食事計画献立例2

食事計画 | 献立例 3　　2,000 kcal

血糖コントロールのために，食事をそれぞれ2回分割して食べます

朝

献立	1人分材料・分量（目安量）	作り方
ごはん（主食）	胚芽米ごはん 180g	
ひじきの牛乳みそ汁（汁）	ひじき 3g 油揚げ 5g たまねぎ 30g だし汁 150g 西京みそ 13g　牛乳 100g	① ひじきはあらかじめ水で戻しておく。 ② 油揚げは湯通しして短冊切り，たまねぎはくし型に切る。 ③ だし汁に①，②を入れ火にかけ，軟らかくなったら，牛乳，だし汁で溶いたみそを入れる。
いりたまご（主菜）	卵 50g　　砂糖 2g パセリ 2g　塩 0.3g 　　　　　　油 3g	① パセリはみじん切りにする。 ② 卵に①と砂糖，塩を加えて混ぜる。 ③ フライパンに油をまわし，卵を炒めいりたまごにする。
れんこんきんぴら酢入り（副菜）	れんこん 60g にんじん 15g 干しえび 20g 油 1g 砂糖 2g 酢 5g うすくちしょうゆ 3g だし汁 20g ごま 3g	① れんこんは半月切りまたはいちょう切りにし，にんじんは短冊切りにする。 ② さくらえびは水に戻して軟らかくしておく。 ③ 油を熱し，①，②を炒めてよく火が通ったら調味し，汁気がなくなったら，ごまをまぶす。
キウイ（デザート）	キウイ 70g	

昼

献立	1人分材料・分量（目安量）	作り方
焼飯（主食）	胚芽米ごはん 200g たまねぎ 30g ロースハム 30g にんじん 20g　┐ コーン 20g　　├ミックス野菜 グリンピース 10g ┘ のり 0.5g 油 3g 塩 2g　こしょう（少々） レタス 30g	① ごはんはよく冷ましておく。 ② たまねぎを小さく切り，油で炒める。 ③ 角切りハム，ミックス野菜を加え，さらに炒め，2/3の調味料で味をつける。 ④ 一度③を皿にあげ，フライパンをよく熱して，ごはんを炒め，③を戻し，残りの調味料を加えて，あおり炒めて混ぜる。 ⑤ 皿にレタスを敷き，④を盛り，もみのりをのせる。
えんどうといかのアーモンド炒め（主菜）	スナップえんどう 40g いか 20g アーモンド 3g 油 2g 酒 2g オイスターソース 2g	① スナップえんどうはゆでて冷まし，大きければ切る。 ② 小さめに切ったいかを炒めて，えんどうを加え，酒を振り入れる。 ③ 火が通ったら，オイスターソースを入れる。 ④ アーモンド粒を加え一炒めして火からおろす。
なすとみょうがのみそ和え（副菜）	なす 80g みょうが 10g 西京みそ 10g 砂糖 3g だし汁 1g 練りからし（少々）	① なすは蒸し焼きにし，短冊にする。 ② みょうがは薄切りにする。 ③ 調味料を合わせ，①②を和える。

献立	1人分材料・分量（目安量）	作り方
りんご 野菜ジュース 飲み物	りんご 75 g キャベツ 60 g セロリー 20 g にんじん 20 g レモン 3 g 牛乳 50 g 水 50 g	① 材料を適宜切り，ミキサーにかける。

献立	1人分材料・分量（目安量）	作り方
夕 ごはん 主食	胚芽米ごはん 150 g	
ヘルシー バーグ 主菜	いわし 50 g 木綿豆腐 70 g きくらげ 2 g しょうが 2 g 長ねぎ 2 g 卵 20 g スキムミルク 7 g 塩 0.5 g こまつな 30 g 　しょうゆ 3 g 青じそ 1 g だいこん 50 g だし汁 30 g ⎫ しょうゆ 5 g ⎬ たれ かたくり粉 1.5 g ⎭	① いわしは頭と内臓をとり除き，包丁でたたくか，フードプロセッサーにかける。 ② 豆腐はしっかりと水切りし，水分をとる。 ③ きくらげは水に戻して小さく切る。 ④ ねぎ，しょうがはみじん切りにする。 ⑤ ①②③④にスキムミルクと塩，卵を加えてハンバーグ状にして，テフロン鍋で焼く。 ⑥ こまつなはゆでてお浸しにしておく。 ⑦ だし汁，しょうゆを火にかけ，かたくり粉を入れてたれを作る。 ⑧ 皿に，ハンバーグを置き，こまつなのお浸し，しその葉，おろしだいこんをのせ⑦のたれをかける。
トマトの チーズ焼き 副菜	トマト 50 g 黄ピーマン 10 g プロセスチーズ 10 g バジル 1 g	① トマトは皮を湯むきし，ピーマンは焼いて皮をむく。 ② ①を角切りして耐熱容器に入れ，チーズを散らし，オーブントースターで焼く。 ③ 焼き上がったらバジルを散らす。
ところてんと オクラの からし 酢じょうゆ 副菜	ところてん 40 g オクラ 20 g 酢 7 g しょうゆ 3 g 練りからし（少々）	① オクラはさっとゆでて，薄切りにする。 ② ところてんとオクラを盛り，からし酢じょうゆをかける。

1日の栄養量

	E(kcal)	P(g)	F(g)	食塩(g)
朝	711	29.9	18.7	3.0
昼	700	23.0	15.3	3.9
夕	556	28.5	15.8	2.7
計	1966	81.5	49.8	9.6

P：F：C　P 16.6　F 22.8　C 60.6　％

食事バランスガイド

主食 1-7
副菜 1-9
主菜 1-7
牛乳・乳製品 3 2 1 1 2 果物

「つ」(SV) とはサービング（食事の提供量の単位）の略

食事計画｜献立例 3　　2,000 kcal

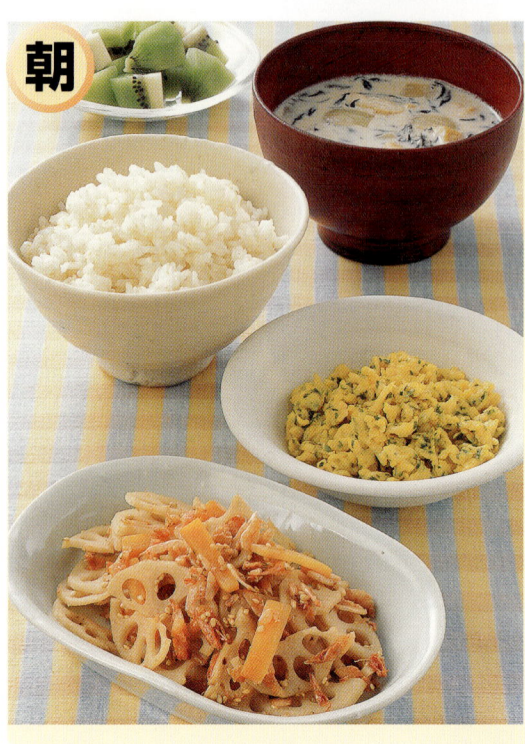

朝

●牛乳をみそ汁に入れてみました

主食	ごはん
汁	ひじきの牛乳みそ汁 *variation*　抹茶豆乳　*p.132*
主菜	いりたまご *variation*　オムレツ
副菜	れんこんきんぴら酢入り *variation*　五目野菜炒め　*p.131*
デザート	キウイ

	E(kcal)	P(g)	F(g)	食塩(g)
ごはん	301	4.9	1.1	0.0
ひじきの牛乳みそ汁	131	6.3	6.1	1.2
いりたまご	112	6.2	8.2	0.5
れんこんきんぴら酢入り	130	11.8	3.3	1.3
キウイ	37	0.7	0.1	0.0

昼

●不足しがちな野菜をジュースで補います

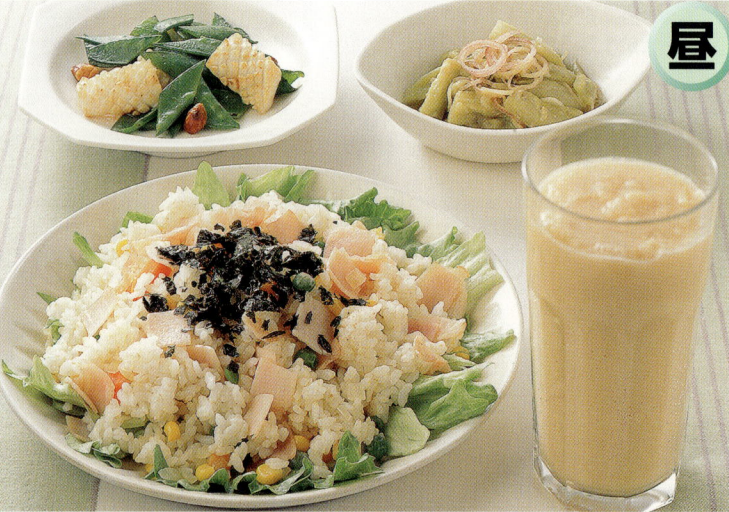

主食	焼飯 *variation*　じゃこやきそば　*p.126*
主菜	えんどうといかのアーモンド炒め *variation*　いかの煮付け
副菜	なすとみょうがのみそ和え *variation*　菜の花和え
飲み物	りんご野菜ジュース

	E(kcal)	P(g)	F(g)	食塩(g)
焼飯	473	12.7	8.9	2.8
えんどうといかのアーモンド炒め	75	5.5	3.9	0.4
なすとみょうがのみそ和え	52	1.9	0.4	0.6
りんご野菜ジュース	99	2.9	2.1	0.1

妊娠糖尿病

- おなかがもの足りない分は，ノンカロリーの食材を上手に利用して

主食 ごはん

主菜 ヘルシーバーグ
variation 豆腐と海藻の和風サラダ *p.129*

副菜 トマトのチーズ焼き
variation 五目野菜炒め *p.131*

副菜 ところてんとオクラのからし酢じょうゆ
variation にんじんゼリー *p.133*

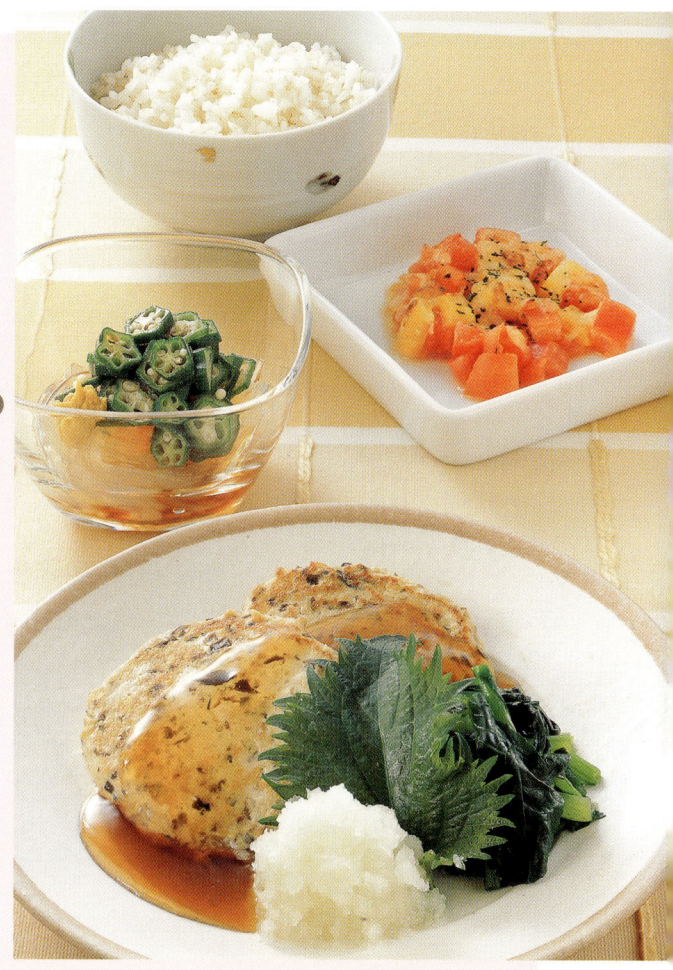

	E(kcal)	P(g)	F(g)	食塩(g)
ごはん	251	4.1	0.9	0.0
ヘルシーバーグ	248	21.0	12.2	2.0
トマトのチーズ焼き	46	2.7	2.7	0.3
ところてんとオクラのからし酢じょうゆ	11	0.7	0.0	0.4

＊食事は朝，昼，夕それぞれ2回に分けて食べます（6分割食）。6分割食によって食後の血糖値を下げる効果があります。下記に分割の1例を示しました。（写真は全量を掲載しています。）

献立	朝食8時	10時	昼食12時	15時	夕食18時	21時
ごはん（朝）	半量	半量				
ひじきの牛乳みそ汁	半量	半量				
いりたまご	半量	半量				
れんこんきんぴら酢入り	半量	半量				
キウイ	全量					
焼飯			半量	半量		
えんどうといかのアーモンド炒め			全量			
なすとみょうがのみそ和え				全量		
りんご野菜ジュース			半量	半量		
ごはん（夕）					2/3量	1/3量
ヘルシーバーグ					半量	半量
トマトのチーズ焼き					全量	
ところてんオクラのからし酢じょうゆ						全量

食事計画献立例3

組合せ料理例

主食

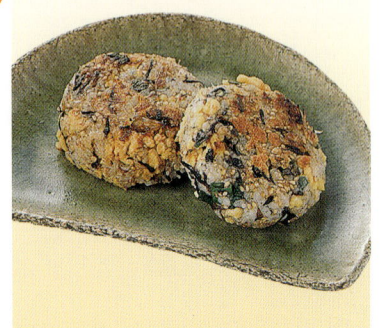

ごはんお焼き

材料・分量（目安量）

胚芽米ごはん	100 g	卵	25 g
ひじき	2 g	バター	5 g
長ねぎ	5 g	しょうゆ	2 g
スキムミルク	3 g		
いりごま	10 g		
しらす干し	15 g		

作り方
① ごはんをビニール袋に入れて，たたきつぶす。
② ねぎは小口切りにする。卵はいりたまごにする。ひじきは戻しておく。
③ ごはんに，ねぎ，スキムミルク，ごま，しらす，いりたまごを入れよく混ぜこみ，丸めて，平たくする。
④ バターで焼いて，しょうゆをつけ，また焼く。

● 分割食は目先を変えて，残りのおかずでできます。

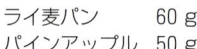

E(kcal)	P(g)	F(g)	食塩(g)
340	14.5	13.2	1.6

パインアップルサンド

材料・分量（目安量）

ライ麦パン	60 g	カテージチーズ	20 g
パインアップル	50 g	人工甘味料	3 g

作り方
① ライ麦パンに人工甘味料を混ぜたカテージチーズを塗る。
② その上に薄切りにしたパインアップルをのせる。

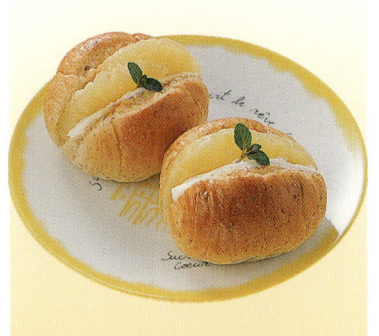

● 食物繊維が豊富なライ麦パンを使ったサンドです。

E(kcal)	P(g)	F(g)	食塩(g)
205	8.0	2.3	0.9

じゃこやきそば

材料・分量（目安量）

蒸し中華めん	150 g	ごま油	2 g
ちりめんじゃこ	15 g	中華だしの素	0.2 g
キャベツ	50 g	塩	1 g
もやし	30 g		

作り方
① 鍋にごま油を熱し，じゃこを炒める。
② せん切りにしたキャベツ，もやし，めんを加え，中華だしの素と塩で味付ける。

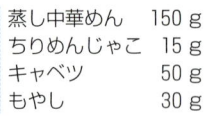

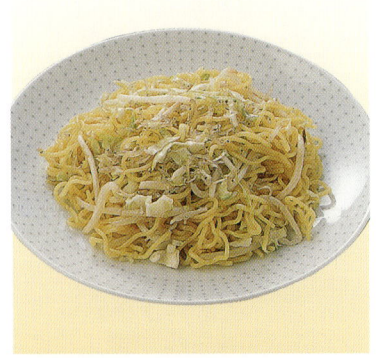

● あっさり味で，食欲のないときにどうぞ。ちりめんじゃこの塩分で塩は控えめにしてもおいしくいただけます。

E(kcal)	P(g)	F(g)	食塩(g)
363	15.3	5.2	2.7

かきの中華スープ

材料・分量（目安量）

トマト	20 g	中華だし	150 g
レタス	20 g	塩	0.5 g
かき	40 g	こしょう	(少々)

作り方
① 皮むきトマトは大きめのサイコロ切りにし，ちぎったレタスと中華だしで煮る。
② かきはよく洗い，①に入れる。
③ 最後に塩，こしょうで味を調える。
● かきはミネラルが豊富です。

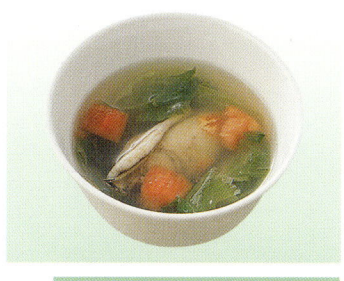

E(kcal)	P(g)	F(g)	食塩(g)
35	4.1	0.6	1.2

呉汁

材料・分量（目安量）

だいこん	20 g	乾しいたけ	1.5 g	みそ	10 g
にんじん	10 g	ひじき	2 g	だいず	5 g
こんにゃく	10 g	長ねぎ	5 g	だし汁	150 g

作り方
① だいこん，にんじんは短冊にし，こんにゃくもあく出しして短冊に切る。
② しいたけは戻しておき，せん切りにする。ひじきは戻しておく。
③ だし汁で①，②を炊く。
④ ゆでただいずとみそと野菜を炊いただし汁を少々入れてミキサーにかけ，鍋に戻し，ねぎを入れ一煮立ちさせる。
● 具材に大豆製品を使ったバリエーションもおすすめです。

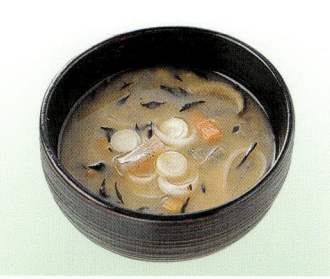

E(kcal)	P(g)	F(g)	食塩(g)
59	4.5	1.8	1.5

ミネストローネ

材料・分量（目安量）

にんじん	5 g	かぶ	15 g	洋風だし	150 g
たまねぎ	15 g	トマト	15 g	バター	3 g
セロリー	5 g	グリンピース(水煮缶)	3 g	パルメザンチーズ	
ベーコン	1 g	ショートパスタ	5 g		1.5 g

作り方
① 材料は適当な大きさに切り，バターでベーコン，にんじん，たまねぎ，セロリーを炒める。
② 洋風だしを加えて煮て，かぶ，トマト（湯むき）を加え，さらに煮る。
③ ゆでたパスタを加え，グリンピースを加える。器に盛りチーズをかける。
● 野菜たっぷりのスープをうす味で仕上げます。

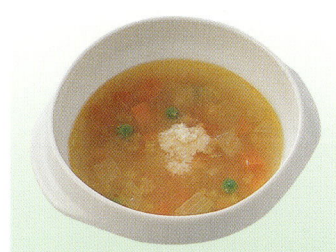

E(kcal)	P(g)	F(g)	食塩(g)
79	3.9	3.5	0.9

かぼちゃのスープ

材料・分量（目安量）

かぼちゃ	80 g	バター	3 g	固形コンソメ	1 g	スキムミルク	5 g
たまねぎ	10 g	水	100 g	牛乳	100 g	塩	0.5 g

作り方
① かぼちゃは皮をむき，ざく切りにする。
② たまねぎは薄切りにする。
③ バターを熱し，焦がさないように野菜を炒める。
④ 水，コンソメを入れ，煮る。
⑤ 軟らかくなったら，ミキサーにかける。
⑥ もう一度鍋にかけ，牛乳とスキムミルクを加えて，塩で味を調える。
● カルシウムをたっぷりとれるスープです。

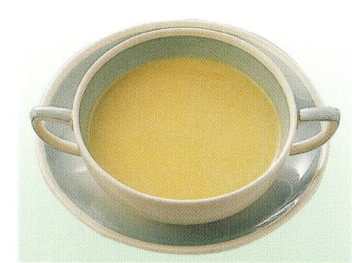

E(kcal)	P(g)	F(g)	食塩(g)
170	5.2	6.5	1.1

組合せ料理例

主菜

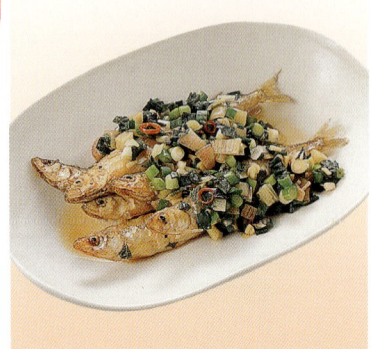

わかさぎのマリネ

材料・分量（目安量）

わかさぎ	70 g	だし汁	15 g
小麦粉	3 g	酢	5 g
油	5 g	人工甘味料	0.5 g
長ねぎ	10 g	しょうゆ	3 g
みょうが	10 g	塩	0.5 g
しょうが	2 g	とうがらし	(少々)
青じそ	2 g		

作り方
① わかさぎはよく水をきり，小麦粉をまぶして油で揚げる。
② 野菜を刻み，調味液を作り，揚げたてのわかさぎを漬け込む。

E(kcal)	P(g)	F(g)	食塩(g)
121	11.0	6.3	1.3

●骨ごと食べられてカルシウム補給源によい一品です。

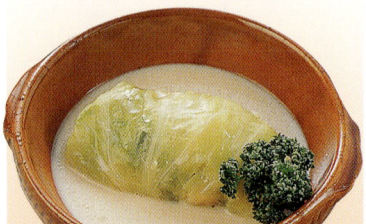

シーフードロールキャベツ

材料・分量（目安量）

キャベツ	100 g	みそ	5 g
ひじき	2 g	みりん	3 g
さけ	40 g	洋風だし	150 g
塩	0.5 g	牛乳	50 g
あさり水煮（缶詰）	20 g	パセリ	2 g
茎にんにく（ゆで）	10 g		

作り方
① キャベツは1枚のまま，ゆでておく。
② さけは薄切りにし塩を振る。ひじきは戻しておく。
③ さけとあさり，ひじき，ざく切りにしたにんにくの茎を芯にしてキャベツで巻く。
④ だしを煮立てて，ロールキャベツを入れコトコト煮る。
⑤ 調味料，牛乳を入れ，さらに煮込む。
⑥ 皿に盛り付け，ボンボンパセリを飾る。

E(kcal)	P(g)	F(g)	食塩(g)
166	19.0	4.5	2.3

●具材は舌びらめやいわしのミンチでもおいしくできます。

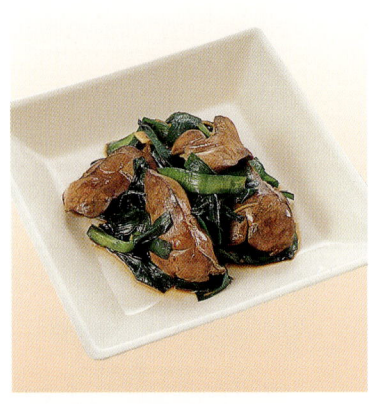

レバにら炒め

材料・分量（目安量）

鶏（レバー）	60 g	しょうが	2 g
酒	1.5 g	油	3 g
塩	0.5 g	酒	5 g
しょうが	1 g	しょうゆ	8 g
にら	50 g	砂糖	1 g
にんにく	2 g	こしょう	(少々)

作り方
① レバーは冷水でよく洗い，脂肪をとる。
② しょうが，酒，塩で下味をつける。(10〜20分漬け込む)
③ よく沸騰した湯で②をゆでる。
④ せん切りしょうがと薄切りにんにくを炒め，レバーを炒めて，3，4cmに切ったにらを入れて炒め，調味する。

E(kcal)	P(g)	F(g)	食塩(g)
125	13.0	5.0	1.8

●貧血予防に時々とってほしい一品です。

納豆オムレツ

材料・分量（目安量）

卵	75 g	油	3 g
挽きわり納豆	25 g	ケチャップ	10 g
牛・コンビーフ缶詰	10 g		
万能ねぎ	5 g		
塩	0.5 g		
こしょう	（少々）		

作り方
① 卵を割りほぐす。
② 納豆，コンビーフ，万能ねぎの小口切りを入れ，塩，こしょうで調味する。
③ よく熱したフライパンに油を引いてオムレツに焼く。ケチャップを添える。

●納豆が苦手でもおいしくいただけます。

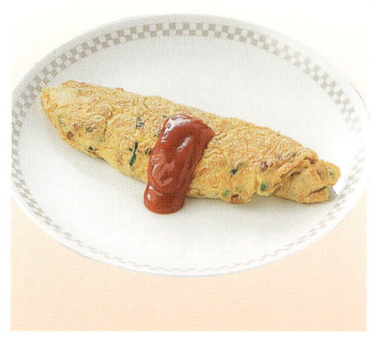

E(kcal)	P(g)	F(g)	食塩(g)
223	15.6	14.5	1.3

豆腐と海藻の和風サラダ

材料・分量（目安量）

えび	20 g	スナップえんどう	10 g
木綿豆腐	70 g	寒天	1 g
えだまめ（ゆで）	20 g	和風ドレッシング	10 g
ブロッコリー	30 g		
かぼちゃ（西洋）	50 g		

作り方
① 木綿豆腐は，水をよくきり，長方形に切り，器に盛る。
② 野菜はそれぞれ，ゆでておく。
③ えびもゆでる。
④ 寒天は水に戻す。
⑤ ②～④を和風ドレッシングでざっくり和え，豆腐の上に盛る。

●ボリューム感のある一品。空腹感の強いときにどうぞ。

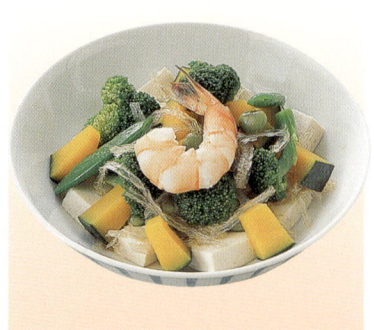

E(kcal)	P(g)	F(g)	食塩(g)
162	13.4	4.5	0.9

かきのお好み風

材料・分量（目安量）

かき	60 g	小麦粉	20 g
ひじき	2 g	水	24 g
キャベツ	30 g	油	2 g
卵	30 g	ウスターソース	10 g
		かつお節	1 g
		青のり	1 g

作り方
① かきは水をきり，半分に切る。
② 小麦粉を水で溶き，かき，戻したひじき，せん切りキャベツと卵を入れ，混ぜる。
③ フライパンに油を引き，流し焼きにする。
④ お好みでソースを塗り，かつお節と青のりをかける。

●かきから水分が出るので生地はかためにしておきます。

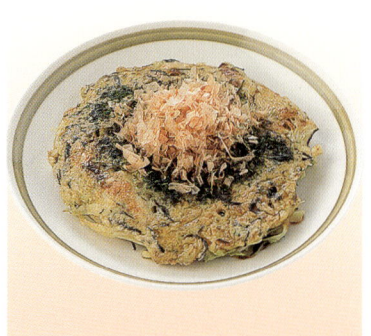

E(kcal)	P(g)	F(g)	食塩(g)
201	10.9	6.4	1.6

組合せ料理例

副菜

ひじきと大豆の煮物

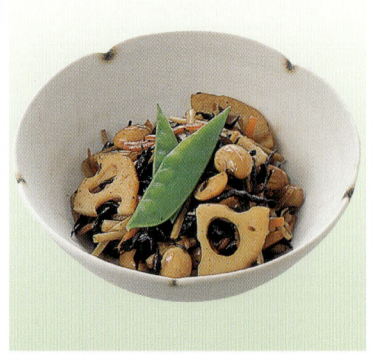

材料・分量（目安量）

ひじき	2 g	さやいんげん	2 g
だいず	20 g	砂糖	3 g
ごぼう	10 g	しょうゆ	5 g
にんじん	10 g	だし汁	50 g
れんこん	10 g		

作り方
① 戻したひじき，ゆでただいずをだし汁で炊く。
② ごぼう，にんじん，れんこんは適宜切り，①に加えて，調味する。
③ 最後にいんげんを加える。

E(kcal)	P(g)	F(g)	食塩(g)
72	4.3	1.9	0.9

●作り置きの定番の一品。うす味でチルド保存しましょう。

切り昆布のきんぴら

材料・分量（目安量）

刻み昆布（乾）	3 g	万能ねぎ	5 g
ごぼう	20 g	みりん	3 g
にんじん	5 g	しょうゆ	4 g
ごま油	3 g	ごま（いり）	0.5 g

作り方
① 刻み昆布は水で戻しておく。
② ごま油で昆布，せん切りにしたごぼう，にんじんを炒める。
③ ②を調味し，ごまを和える。
④ 最後に小口切りした万能ねぎを散らす。

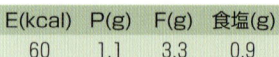

E(kcal)	P(g)	F(g)	食塩(g)
60	1.1	3.3	0.9

●だしをとった後の昆布を利用します。

切干しだいこんの酢の物

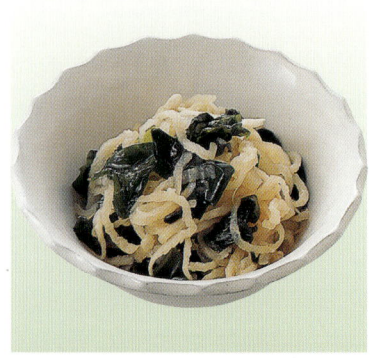

材料・分量（目安量）

切干しだいこん	10 g	砂糖	2 g
カットわかめ	2 g	しょうゆ	3 g
酢	4 g	だし汁	50 g

作り方
① 水で戻した切干しだいこんをだし汁で炊く。
② ①を火からおろし，水で戻したわかめ，調味料を和える。

E(kcal)	P(g)	F(g)	食塩(g)
42	1.3	0.1	1.0

●簡単にできる常備菜です。

副菜

ほうれんそうの菜の花和え

材料・分量（目安量）

ほうれんそう	80 g	練りからし	（少々）
卵	25 g	だし汁	5 g
うすくちしょうゆ	3 g	ごま（いり）	2 g
なたね油	1 g		

作り方
① ほうれんそうはゆでて，水にさらす。
② 卵はいりたまごにする。
③ 適当な大きさに切ったほうれんそうを調味料で和え，いりたまごを加え，さらに和える。

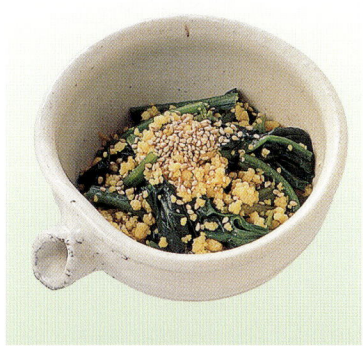

● ごまやからし味でお浸しを少し変わったバリエーションで。

E(kcal)	P(g)	F(g)	食塩(g)
77	5.4	5.0	0.6

にんじんサラダ

材料・分量（目安量）

にんじん	50 g	酢	5 g
たまねぎ	10 g	塩	0.5 g
レタス	10 g	オリーブ油	5 g
		セロリー	10 g

作り方
① にんじんはせん切りし，さっと湯を通す。
② たまねぎは薄切りにしてさらし，レタスはちぎる。
③ 酢，塩，オリーブ油でドレッシングを作る。
④ みじん切りのセロリーを加えて香りをつけ，和えた野菜にかける。

● ピーラーでリボン状にしてもたくさん食べられます。

E(kcal)	P(g)	F(g)	食塩(g)
72	0.6	5.1	0.6

五目野菜炒め

材料・分量（目安量）

はくさい	100 g	しょうが	2 g	酒	1.5 g
たけのこ	10 g	さやえんどう	7 g	しょうゆ	1.5 g
にんじん	10 g	油	3 g	砂糖	0.7 g
長ねぎ	20 g			塩	0.5 g
きくらげ	1 g			こしょう	（少々）

作り方
① はくさいは軸のところをそぎ切りにし，葉はざく切りにする。
② たけのこ，にんじんは薄く短冊に切る。
③ ねぎは斜めに切り，戻したきくらげはせん切りにする。
④ しょうがはせん切りにする。
⑤ 鍋を熱し，野菜を強火で炒める。
⑥ 火が通ってきたら，調味料を入れ，さらにあおり炒める。
⑦ 最後にゆでて，色止めしたえんどうを加える。

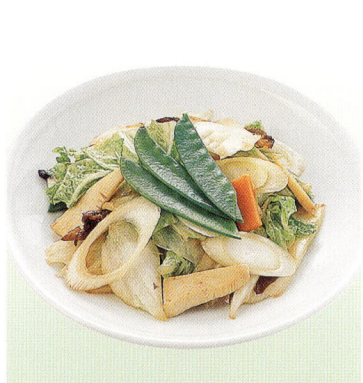

● 炒めることで生よりもたっぷりのビタミン，食物繊維がとれます。

E(kcal)	P(g)	F(g)	食塩(g)
65	1.9	3.2	0.7

組合せ料理例

組合せ料理例

デザート・間食

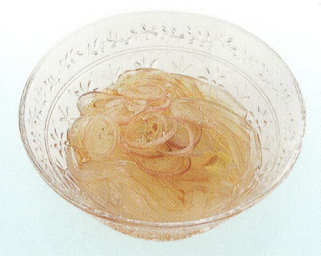

E(kcal)	P(g)	F(g)	食塩(g)
5	0.4	0.0	0.5

ところてん

材料・分量（目安量）

ところてん	100 g	うすくちしょうゆ	3 g
みょうが	5 g	練りからし	（少々）
酢	5 g		

作り方
① みょうがは小口切りにする。
② 調味料と合わせ，冷たくしていただく。

●小腹の空いたときにどうぞ。ノンカロリーのデザートです。

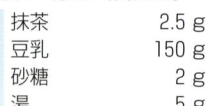

E(kcal)	P(g)	F(g)	食塩(g)
85	6.2	3.1	0.0

抹茶豆乳

材料・分量（目安量）

抹茶	2.5 g
豆乳	150 g
砂糖	2 g
湯	5 g

作り方
① 抹茶に砂糖，湯を加えねっておく。
② ①に豆乳を入れてよく混ぜる。

●苦手な豆乳の香りも抹茶でOK。

E(kcal)	P(g)	F(g)	食塩(g)
77	2.9	1.3	0.0

グレープフルーツ豆乳ムース

材料・分量（目安量）

マシュマロ	8 g	レモン汁	3 g
キュラソー	1.5 g	グレープフルーツ	40 g
豆乳	65 g		

作り方
① グレープフルーツは皮をとり，身だけにしておく。
② 鍋に豆乳を入れ，マシュマロを煮溶かし火を止め，キュラソー，レモンを加え型に入れ冷やす。
③ グレープフルーツを飾る。

●オレンジキュラソーがぐっと味を引き立てます。

E(kcal)	P(g)	F(g)	食塩(g)
72	0.8	0.2	0.0

野菜ジュースのシャーベット

材料・分量（目安量）

りんご	100 g	水	100 g	人工甘味料	2 g
キャベツ	30 g	レモン（果汁）	30 g	ミント葉	1 枚
にんじん	10 g				

作り方
① りんご，キャベツ，にんじん，水をミキサーでジュースにする。
② レモン汁，人工甘味料で味をつける。
③ 冷凍庫に入れ，シャーベット状にする。
④ ミントを飾る。

●野菜などが残ったときに作りましょう。

にんじんゼリー

材料・分量（目安量）
寒天	0.3 g	にんじん・ジュース（缶詰）	50 g
水	25 g	人工甘味料	1 g

作り方
① 鍋に寒天と水を入れ，寒天を煮溶かし，ジュースを加えて混ぜ，火からおろして人工甘味料を足す。

● 既製品の砂糖の量には注意しましょう。

E(kcal)	P(g)	F(g)	食塩(g)
7	0.2	0.0	0.0

クレープ

材料・分量（目安量）
牛乳	20 g	無塩バター	2 g	A コーンスターチ	0.5 g
卵	5 g	油	0.2 g	A 卵黄	2.5 g
人工甘味料	1 g	粉砂糖（少々）砂糖	0.5 g	A 無塩バター	0.7 g
小麦粉	5 g			牛乳	7 g

作り方
① 牛乳，卵，人工甘味料を入れて混ぜ，小麦粉を振り入れる。温め溶かしたバターを加え生地を作る。
② 冷蔵庫で生地を3時間位寝かせて，薄く焼く。
③ カスタードクリームはAを合わせ，火にかけ牛乳を少し加え，冷ます。
④ クレープにカスタードクリームをまき，粉砂糖をふりかける。

● 気分が落ち着いている日，いつものお菓子を食べたいときに。

E(kcal)	P(g)	F(g)	食塩(g)
80	2.3	4.9	0.0

簡単ぜんざい

材料・分量（目安量）
あずき（缶詰・糖尿病用）	15 g	塩	0.2 g
		もち	17 g
		水	50 g

作り方
① あずきの缶詰に水を足し，火にかけ，塩で味を調え，焼きもちを入れる。

● 甘いものが無性に食べたくなったときにどうぞ。

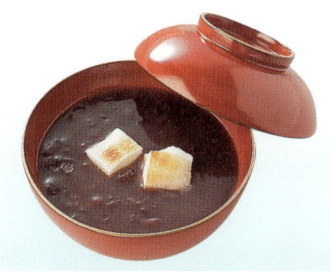

E(kcal)	P(g)	F(g)	食塩(g)
68	1.3	0.1	0.2

ずんだもち

材料・分量（目安量）
えだまめ（冷凍）	15 g	塩	0.2 g	水	15 g
人工甘味料	15 g	白玉粉	15 g		

作り方
① 白玉粉は控えめの水でよく練り，耳たぶくらいのかたさにする。
② 丸めて団子状にして，少し平たくし，中央をくぼませる。
③ 熱湯でゆで上げ，水に取り，冷ます。
④ えだまめはさっとゆで戻し，フードプロセッサーでペースト状にして人工甘味料を入れる。
⑤ 水気をきった団子にのせる。

● えだまめきな粉を使うと簡単にできます。

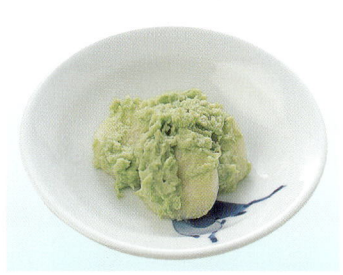

E(kcal)	P(g)	F(g)	食塩(g)
78	3.0	1.3	0.2

組合せ料理例

デザート・間食

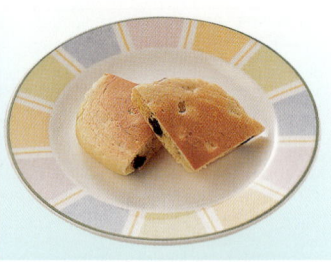

バナナホットケーキ

材料・分量（目安量）

プレミックス粉（ホットケーキ用）	15 g	卵	3 g
牛乳	12 g	バナナ	10 g
		干しぶどう	1 g

作り方
① 干しぶどうは水を振りかけ，電子レンジにかけ軟らかくする。
② プレミックス粉，つぶしたバナナ，干しぶどう，牛乳，卵を混ぜ，ホットプレートでパンケーキを焼く。

● 食事代わりの間食に簡単にどうぞ。

E(kcal)	P(g)	F(g)	食塩(g)
79	2.0	1.4	0.2

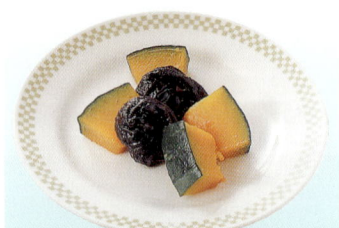

かぼちゃとプルーンの甘煮

材料・分量（目安量）

かぼちゃ	45 g	水	40 g
種なしプルーン	25 g	無塩バター	3 g

作り方
① かぼちゃを一口大に切る。
② 鍋にかぼちゃ，プルーン，水とバターを加え15分程軟らかくなるまで煮る。

● 鉄分補給にプルーンを。素材の甘さで十分です。

E(kcal)	P(g)	F(g)	食塩(g)
123	1.5	2.7	0.0

フローズンヨーグルト

材料・分量（目安量）

プレーンヨーグルト	100 g	人工甘味料	3 g
ブルーベリージャム	25 g	コーンフレーク	5 g

作り方
① ヨーグルトは冷凍庫に入れ固める。
② 固まったヨーグルトをさっくりかき混ぜ，器に盛り，ブルーベリージャムに好みで人工甘味料を加え，ヨーグルトにかけて，コーンフレークを添える。

● 牛乳やヨーグルトも少し目先を変えてみましょう。

E(kcal)	P(g)	F(g)	食塩(g)
126	4.2	3.2	0.2

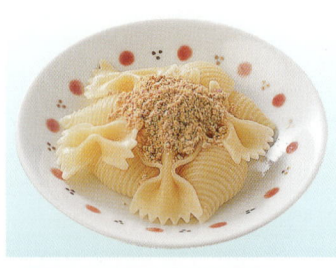

マカロニのあべかわ風

材料・分量（目安量）

マカロニ	15 g
きな粉	3 g
黒砂糖	2 g

作り方
① 貝やちょうの形をしたマカロニをゆでる。
② きな粉に黒砂糖を合わせて，かける。

● ごはんの代わりになる間食です。

E(kcal)	P(g)	F(g)	食塩(g)
77	3.0	1.0	0.0

巻末資料 妊婦・授乳婦の食事摂取基準（「日本人の食事摂取基準2005年版」より）

エネルギー（kcal/日）

	基準体位*		身体活動レベル		
	身長（cm）	体重（kg）	Ⅰ	Ⅱ	Ⅲ
18～29歳女性	157.7	50.0	1,750	2,050	2,350
30～49歳女性	156.8	52.7	1,700	2,000	2,300
付加量妊婦初期			+50	+50	+50
付加量妊婦中期			+250	+250	+250
付加量妊婦末期			+500	+500	+500
付加量授乳婦			+450	+450	+450

＊妊娠時を除く。

たんぱく質・炭水化物・食物繊維

	たんぱく質（g/日）	炭水化物（%エネルギー）	食物繊維（g/日）
18～29歳女性	50	50以上70未満	17
30～49歳女性	50	50以上70未満	17
付加量妊婦	+10	―	―
付加量授乳婦	+20	―	―

注）たんぱく質：推奨量　炭水化物，食物繊維：目標量。

脂質

	脂質エネルギー比率（%エネルギー）	飽和脂肪酸（%エネルギー）	n-6系脂肪酸（%エネルギー）	n-3系脂肪酸（g/日）	コレステロール（mg/日）
18～29歳女性	20以上30未満	4.5以上7.0未満	10未満	2.2以上	600未満
30～49歳女性	20以上25未満	4.5以上7.0未満	10未満	2.2以上	600未満
妊婦	20以上30未満	4.5以上7.0未満	10未満	―	600未満
授乳婦	20以上30未満	4.5以上7.0未満	10未満	―	600未満

注）すべて目標量。

ミネラル・微量元素・電解質

	マグネシウム（mg/日）	カルシウム（mg/日）	上限量	リン（mg/日）	上限量	クロム（μg/日）	鉄（mg/日）	上限量	銅（mg/日）	上限量
18～29歳女性	270	600	2,300	900	3,500	30	6.5	40	0.7	10
30～49歳女性	280	600	2,300	900	3,500	30	6.5	40	0.7	10
付加量妊婦	+40	―	―	+0	―		+13.0	―	+0.1	―
付加量授乳婦	+0	―	―	+0	―		+2.5		+0.6	

	亜鉛（mg/日）	上限量	セレン（μg/日）	上限量	ヨウ素（μg/日）	上限量	カリウム（mg/日）
18～29歳女性	7	30	25	350	150	3,000	1,600
30～49歳女性	7	30	25	350	150	3,000	1,600
付加量妊婦	+3	―	+4	―	+110	―	+0
付加量授乳婦	+3	―	+20	―	+190	―	+370

注）カルシウム：目標量。リン，カリウム：目安量。他は推奨量。

ビタミン

	B_1 (mg/日)	B_2 (mg/日)	ナイアシン (mgNE/日)	上限量*	B_6 (mg/日)	上限量
18～29歳女性	1.1	1.2	12	300（100）	1.2	60
30～49歳女性	1.1	1.2	12	300（100）	1.2	60
付加量妊婦初期	+0	+0	+0	—		—
付加量妊婦中期	+0.1	+0.2	+1	—	0.8	—
付加量妊婦末期	+0.3	+0.3	+3	—		—
付加量授乳婦	+0.1	+0.4	+2	—	+0.3	—

	葉酸（μg/日）	上限量	B_{12}（μg/日）	ビオチン（μg/日）	パントテン酸（mg/日）	C（mg/日）
18～29歳女性	240	1,000	2.4	45	5	100
30～49歳女性	240	1,000	2.4	45	5	100
付加量妊婦	+200	—	+0.4	+2	+1	+10
付加量授乳婦	+100	—	+0.4	+4	+4	+50

	A（μgRE/日）	上限量	E**（mg/日）	上限量	D（μg/日）	上限量	K（μg/日）
18～29歳女性	600	3,000	8	600	5	50	60
30～49歳女性	600	3,000	8	700	5	50	65
付加量妊婦	+70	—	+0	—	+2.5	—	+0
付加量授乳婦	+420	—	+3	—	+2.5	—	+0

注）B_1，B_2，ナイアシン，B_6，葉酸，B_{12}，C，A：推奨量。ビオチン，パントテン酸，E，D，K：目安量。

＊　ニコチンアミドのmg量，（　）内はニコチン酸のmg量。

＊＊　α-トコフェロールについて算定。

料理さくいん

（デ間⇒デザート・間食を示す）

ごはん・パン・めん類（穀類）

■ごはん類
- うなちらし 主食 ……… 57
- おにぎり 主食 ……… 52
- きんぴら混ぜごはん 主食 ……… 61
- ごはんお焼き 主食 ……… 126
- 五目炊き込みごはん 主食 ……… 115
- 牛丼 主食 ……… 84
- サラダライス 主食 ……… 32
- 3色おにぎり 主食 ……… 32
- チャーハン 主食 ……… 96
- 手まりずし 主食 ……… 60
- トッピングかゆ 主食 ……… 32
- ビビンバ 主食 ……… 53
- 冷や汁 主食 ……… 56
- 焼きおにぎりのだし茶漬（大葉・ごま添え）主食 ……… 60
- 焼飯 主食 ……… 122
- 洋風さけずし 主食 ……… 96

■パン類
- ツナとチーズのサンドイッチ 主食 ……… 56
- パインアップルサンド 主食 …… 126
- フレンチトースト 主食 ……… 33
- レバー&チーズのロールサンド 主食 ……… 61
- ロールサンド 主食 ……… 33
- ロールパンサンド 主食 ……… 89
- メープルトースト デ間 ……… 38

■めん類
- けんちんうどん 主食 ……… 33
- サラダうどん 主食 ……… 88
- じゃこやきそば 主食 ……… 126
- スパゲッティナポリタン 主食 …… 96
- 鶏ささ身となめたけのおろしパスタ 主食 ……… 52
- 冷やしとろろそば 主食 ……… 61
- ミニトマトの冷製スパゲッティ 主食 ……… 60
- 冷しゃぶうどん 主食 ……… 48

■その他
- ふの清し汁 汁 ……… 57
- ふのみそ汁 汁 ……… 20
- コーンフレークスのヨーグルトかけ デ間 ……… 103
- マカロニのあべかわ風 デ間 …… 134

いも類

■さつまいも
- さつまいもとスナップえんどうのみそ汁 汁 ……… 98
- さつまいもと刻み昆布の煮付け 副菜 ……… 114
- さつまいもとりんごの重ね煮 副菜 ……… 37
- さつまいものオレンジジュース煮 副菜 ……… 88
- ふかしいも デ間 ……… 93

■さといも
- いもの子汁 汁 ……… 34
- さといもの煮付け 副菜 ……… 85

■じゃがいも
- じゃがいものみそ汁 汁 ……… 52
- 小判焼き 主菜 ……… 28
- スペイン風オムレツ 主菜 ……… 36
- ベークドポテトサラダ添え 副菜 ……… 119
- ポテトサラダ 副菜 ……… 24

■やまのいも
- 冷やしとろろそば 主食 ……… 61
- ながいもの織部茶巾 デ間 ……… 103

■その他
- ふかひれもどきスープ 汁 ……… 62
- はるさめのサラダ 副菜 ……… 92

豆・大豆製品

■だいず
- キャベツと厚揚げのみそ汁 汁 …88
- 豆乳仕立てのみそスープあさり入り 汁 ……… 63
- 豆腐とこまつなのみそ汁 汁 …… 24
- 豆腐のスープ 汁 ……… 93
- 豆腐の清し汁 汁 ……… 115
- 厚揚げの網焼きだいこんおろしのせ 主菜 ……… 67
- おからハンバーグ 主菜 ……… 66
- 五目奴豆腐 主菜 ……… 36
- 豆腐サラダ 主菜 ……… 53
- 豆腐ステーキ 主菜 ……… 36
- 豆腐と海藻の和風サラダ 主菜 …129
- 豆腐としゅんぎくの梅風味サラダ 主菜 ……… 100
- 納豆和え 主菜 ……… 118
- 納豆オムレツ 主菜 ……… 129
- ヘルシーバーグ 主菜 ……… 123
- モロヘイヤ納豆 主菜 ……… 88
- ひじきと大豆の煮物 副菜 ……… 130
- グレープフルーツ豆乳ムース デ間 ……… 132
- 抹茶豆乳 デ間 ……… 132

■その他
- ミックスビーンズのサラダ 副菜 … 68
- 簡単ぜんざい デ間 ……… 133

野菜類

■かぶ
- かぶのみそ汁 汁 ……… 28
- かぶときんかんのなます 副菜 … 69
- かぶと鶏ひき肉の煮物 副菜 …… 48

■かぼちゃ
- かぼちゃのスープ 汁 ……… 127
- かぼちゃの甘煮 副菜 ……… 102
- かぼちゃの炒め煮 副菜 ……… 21
- かぼちゃのにんにく炒め 副菜 … 118
- かぼちゃとプルーンの甘煮 デ間 ……… 134

■キャベツ
- キャベツと厚揚げのみそ汁 汁 …88
- キャベツとかにの中華スープ 汁 …98
- シーフードロールキャベツ 主菜 ……… 128
- キャベツの甘酢和え 副菜 ……… 28
- ハムとキャベツの中華和え 副菜 ……… 101

■きゅうり・こまつな
- きゅうりのピリ辛和え 副菜 …… 93
- 豆腐とこまつなのみそ汁 汁 …… 24
- こまつなとえのきたけのごま和え 副菜 ……… 101
- こまつなとちりめんじゃこの煮浸し 副菜 ……… 70

■だいこん・たまねぎ
- だいこんサラダ 副菜 ……… 37
- ふろふきだいこん鶏みそかけ 副菜 ……… 29
- 切干しだいこんの酢の物 副菜 … 130
- にんじんとたまねぎのミルクスープ 汁 ……… 52

■トマト
ミニトマトの冷製スパゲッティ
　主食 …………………………60
トマトとモッツァレラチーズのサラ
　ダ　副菜 ……………………68
トマトのチーズ焼き　副菜 ………123
冷やしトマト　副菜 ……………24
トマトのコンポート　デ間 ………103

■なす
なすとみょうがのみそ和え　副菜
　………………………………122
なすのしぎ焼き　副菜 …………102
なすの煮浸し海鮮あんかけ　副菜
　…………………………………69

■にら
レバにら炒め　主菜 ……………128
にらともやしのお浸し　副菜 ……25

■にんじん
にんじんとたまねぎのミルクスープ
　汁 ……………………………52
にんじんのスープ　汁 …………62
にんじんサラダ　副菜 …………131
にんじんゼリー　デ間 …………133

■はくさい・ピーマン
肉団子とはくさいのクリーム煮
　主菜 …………………………25
ししゃもの焼き物はくさいのごま昆
　布茶風味　主菜 ………………114
はくさいとツナのサラダ　副菜 …101
いろどりピーマンのマリネ中華風
　副菜 …………………………68

■ほうれんそう
ほうれんそうの磯辺和え　副菜 …20
ほうれんそうのお浸し　副菜 …115
ほうれんそうのごま和え　副菜 …57
ほうれんそうの菜の花和え
　副菜 …………………………131

■もやし
にらともやしのお浸し　副菜 ……25
もやしのカレー炒め　副菜 ……102

■れんこん
れんこんきんぴら酢入り　副菜 …122
れんこんの梅味サラダ　副菜 …88

■野菜全般・その他
ビビンバ　主食 …………………53

いもの子汁　汁 …………………34
カレーシチュー　汁 ……………98
簡単ガスパッチョ　汁 …………62
牛乳入りみそ汁　汁 ……………34
呉汁　汁 ………………………127
コンソメジュリエンヌ　汁 ………34
そうめん入り野菜椀　汁 ………97
とうがんの　引き　汁 …………62
ピリ辛スープ　汁 ………………97
実だくさんみそ汁　汁 …………97
ミネストローネ　汁 …………127
野菜たっぷりスープ煮　汁 ……118
野菜たっぷりトマトスープ　汁 …56
吉野汁　汁 ……………………85
あじとわけぎの酢みそ風味　主菜 67
きすと野菜のてんぷら　主菜 ……99
牛しゃぶしゃぶ肉の野菜巻き　主菜
　………………………………64
豆腐としゅんぎくの梅風味サラダ
　主菜 …………………………100
鶏肉と野菜のスープ煮　主菜 ……20
モロヘイヤ納豆　主菜 …………88
野菜たっぷりオムレツ　主菜 ……65
グリーンアスパラのサラダ　副菜 29
菜の花としめじの煮浸し　副菜 …28
えんどうといかのアーモンド炒め
　副菜 …………………………122
コールスローサラダ　副菜 ……20
五目野菜炒め　副菜 …………131
さやいんげんのピーナッツ和え
　副菜 …………………………89
三色ナムル　副菜 ………………84
シャキシャキサラダ　副菜 ……114
スープ煮野菜のたまごとじ　副菜
　………………………………119
筑前風煮　副菜 ………………119
中華酢の物　副菜 ……………119
ところてんとオクラのからし酢じょ
　うゆ　副菜 …………………123
ひじきと野菜の和え物　副菜 …52
冷やし鉢　副菜 …………………89
まぐろとアボカドのサラダ　副菜 70
野菜のピリ辛漬　副菜 …………49
ヨーグルトソースのサラダ　副菜 84
ラタトゥイユ　副菜 ……………70
ずんたもち　デ間 ……………133
野菜ジュースのシャーベット　デ間
　………………………………132
りんご野菜ジュース　デ間 ……123

果実類

パインアップルサンド　主食 ……126
さつまいもとりんごの重ね煮　副菜
　………………………………37
フルーツサラダ　副菜 …………48
いちごパフェ　デ間 ……………71
いちごミルク　デ間 ……………85
いちごヨーグルトシャーベット
　デ間 …………………………38
オレンジのワインソーダー　デ間
　………………………………104
かぼちゃとプルーンの甘煮　デ間
　………………………………134
きんかんのはちみつ漬　デ間 …73
グレープフルーツ豆乳ムース　デ間
　………………………………132
ジュースDEアイス　デ間 ………74
バナナフランベのクリームかけ
　デ間 …………………………74
バナナホットケーキ　デ間 ……134
バナナミルク　デ間 ……………25
フルーツのチョコソースかけ　デ間
　………………………………72
フルーツポンチ　デ間 …………119
ブルーベリーのスムージー　デ間 72
プルーンケーキ　デ間 …………38
みかん寒天　デ間 ………………38
ミックスジュース　デ間 ………104
ももとオレンジのミックスジュース
　デ間 …………………………73
ゆずのハニーティー　デ間 ……74
ヨーグルトフルーツ　デ間 ……92
洋なしのコンポート　デ間 ……21
りんご野菜ジュース　デ間 ……123
レモンスカッシュ　デ間 ………72
レモンのシャーベット　デ間 ……57

きのこ・海藻類

■きのこ類
鶏ささ身となめたけのおろしパスタ
　主食 …………………………52
きのこスープ　汁 ………………34
鶏肉ときのこのスープ　汁 ……63
こまつなとえのきたけのごま和え
　副菜 …………………………101
しめじのおろし和えゆず風味　副菜
　………………………………69
菜の花としめじの煮浸し　副菜 …28

料理さくいん　139

■海藻類
とろろ昆布汁　汁 …………118
ひじきの牛乳みそ汁　汁 ………122
わかめとごまのスープ　汁 ……49
豆腐と海藻の和風サラダ　主菜…129
海藻サラダ　副菜 …………37
切り昆布のきんぴら　副菜………130
さつまいもと刻み昆布の煮付け
　　副菜…………………………114
ひじきと野菜の和え物　副菜 …52
ひじき大豆の煮物　副菜………130
ところてん　デ間…………………132

魚介類

■あさり
あさりのみそ汁　汁 …………114
豆乳仕立てのみそスープあさり入り
　　汁 ……………………………63
あさりのチャウダー　主菜 ………92

■あじ・いか
あじとわけぎの酢みそ風味　主菜…67
あじの刺し身　主菜 …………119
えんどうといかのアーモンド炒め
　　副菜…………………………122

■いわし
ヘルシーバーグ　主菜 …………123
いわしのパン粉焼きリボンサラダ添
　え　副菜 ………………………85

■かき
かきの中華スープ　汁 …………127
かきのお好み風　主菜 …………129
かきフライ温野菜添え　主菜 ……99

■さけ・さわら
洋風さけずし　主食 ……………96
酒蒸しさけのポン酢がけ　主菜 …64
生さけのマリネ　主菜 …………29
さわらの照り焼き　主菜 ………89

■たら
たらのムニエル　主菜 …………24
たらのホイル焼き梅おろしがけ
　　主菜……………………………56

■ぶり・まぐろ
ぶりのカルパッチョ　主菜 ………64
まぐろとアボカドのサラダ　副菜…70

■魚介類全般・その他
うなちらし　主食 ………………57
手まりずし　主食 ………………60
キャベツとかにの中華スープ　汁 98
中華風つみれ汁　汁 ……………53
かれいのおろし煮　主菜 ………21
きすと野菜のてんぷら　主菜 ……99
刺身の山かけ　主菜 ……………66
シーフードロールキャベツ　主菜
　　………………………………128
ししゃもの焼き物はくさいのごま昆
　布茶風味　主菜 ………………114
中華風さしみ　主菜 ……………49
めかじきのピリ辛炒め　主菜 …100
メロウのちゃんちゃん焼き風　主菜
　　…………………………………35
わかさぎのマリネ　主菜 ………128
ほろ煎煮干し　デ間 ……………85

肉類

■牛肉
牛丼　主食 ………………………84
ビビンバ　主食 …………………53
牛しゃぶしゃぶ肉の野菜巻き　主菜
　　…………………………………64
牛肉のオイスターソース炒め　主菜
　　…………………………………99
レバーの香味揚げ　主菜 ………118

■鶏肉
五目炊き込みごはん　主食 ……115
鶏ささ身となめたけのおろしパスタ
　　主食 …………………………52
葛鶏の清し汁　汁 ………………63
鶏肉ときのこのスープ　汁 ……63
チキンマリネ　主菜 ……………35
鶏唐揚げの南蛮漬　主菜 ………65
鶏肉と野菜のスープ煮　主菜 …20
肉団子とはくさいのクリーム煮
　　主菜……………………………25
鶏肉の漬け込み蒸し　主菜 ……65
ささみのオーロラソースかけ　主菜
　　…………………………………28
レバにら炒め　主菜 ……………128
ふろふきだいこん鶏みそかけ　副菜
　　…………………………………29
かぶと鶏ひき肉の煮物　副菜 …48

■豚肉
冷しゃぶうどん　主食 …………48
豚汁　汁 …………………………97
豚肉の炒め物　主菜 ……………93

豚ヒレのピカタ　主菜 …………35
豚ヒレ肉の梅たたき　主菜 ……66
ゆで豚のからし酢みそかけ　主菜
　　………………………………100

卵類

コーンとたまごのミルクスープ　汁
　　…………………………………63
茶碗蒸し　汁 ……………………28
いりたまご　主菜 ………………122
オムレツ野菜添え　主菜 ………92
スペイン風オムレツ　主菜 ……36
だし巻きたまご　主菜 …………52
たまごとじ　主菜 ………………24
納豆オムレツ　主菜 ……………129
ハーブとチーズ入りオムレツ
　　主菜……………………………48
ポーチドエッグ　主菜 …………20
野菜たっぷりオムレツ　主菜 …65
わかめとねぎとしめじの和風スクラ
　ンブルエッグ　主菜 …………67
スープ煮野菜のたまごとじ　副菜
　　………………………………119

牛乳・乳製品

牛乳入りみそ汁　汁 ……………34
コーンスープ　汁 ………………98
コーンとたまごのミルクスープ　汁
　　…………………………………63
にんじんとたまねぎのミルクスープ
　　汁 ……………………………52
ひじきの牛乳みそ汁　汁 ………122
ミルクスープ煮　主菜 …………114
トマトとモッツァレラチーズのサラ
　ダ　副菜 ………………………68
ヨーグルトソースのサラダ　副菜…84
あんずヨーグルト　デ間 ………56
いちごミルク　デ間 ……………85
いちごヨーグルトシャーベット
　　デ間……………………………38
カフェキャラメル　デ間…………104
バナナミルク　デ間 ……………25
フローズンヨーグルト　デ間……134
抹茶ミルク　デ間 ………………93
ヨーグルトゼリーいちごソースがけ
　　デ間……………………………71
ヨーグルトフルーツ　デ間 ……92

菓子類・その他

クラッシュコーヒーゼリー デ間
　……………………………103
クレープ デ間……………………133
黒ごまプリン デ間 ………………71
セパレートティー デ間 …………73
なめらかプリン デ間 ……………53
マシュマロやわらか餅 デ間 ……49
抹茶くず湯 デ間………………104
みたらし団子 デ間………………115

著者（執筆順）

さかもと しのぶ
坂本　忍　　東京医科歯科大学准教授

あしかわしゅうじ
芦川修貳　　実践女子短期大学教授

いのうえくみこ
井上久美子　　十文字学園女子大学講師

かわた すなお
川田　順　　くらしき作陽大学准教授

とみおかかよこ
冨岡加代子　　岡山県立大学准教授

編者は巻頭に掲載してあります。

料理制作

柳沢幸江　　和洋女子大学教授
満留邦子　　クッキングアドバイザー（管理栄養士）
岡田千穂　　和洋女子大学助手
熊谷まゆみ　　和洋女子大学助手

料理撮影

川上隆二

スタイリスト

丸山かつよ
中島寿奈美（アシスタント）

デザイン・レイアウト・ＤＴＰ制作
さくら工芸社

栄養食事療法シリーズ 7
思春期・妊娠期の疾患と栄養食事療法

2009年（平成21年）3月10日　初版発行

編　者	渡邉早苗 寺本房子　ほか
発行者	筑紫恒男
発行所	株式会社 建帛社 KENPAKUSHA

〒112-0011　東京都文京区千石4丁目2番15号
TEL (03) 3944-2611
FAX (03) 3946-4377
http://www.kenpakusha.co.jp/

ISBN 978-4-7679-6136-1 C3047　　　亜細亜印刷／常川製本
Ⓒ渡邉，寺本ほか，2009.　　　　　　　Printed in Japan

本書の複製権・翻訳権・上映権・公衆送信権等は株式会社建帛社が保有します。
JCLS 〈(株)日本著作出版権管理システム委託出版物〉
本書の無断複写は著作権法上での例外を除き禁じられています。複写される場合は，(株)日本著作出版権管理システム (03-3817-5670) の許諾を得てください。

建帛社 創立50周年記念企画 50th ANNIVERSARY 良書とともに

栄養食事療法シリーズ〔全10巻〕

B5判　オールカラー　136～152頁　各巻定価2,205円（本体2,100円＋税）

1　エネルギーコントロールの栄養食事療法
糖尿病，肥満症

2　たんぱく質コントロールの栄養食事療法
腎臓疾患，透析，肝臓疾患

3　脂質コントロールの栄養食事療法
脂質異常症（高脂血症），胆嚢疾患，膵臓疾患

4　食塩コントロールの栄養食事療法
高血圧症，心不全，浮腫，腹水

5　ビタミン・ミネラル・水コントロールの栄養食事療法
貧血，骨粗鬆症，下痢・便秘，ビタミン欠乏症（アルコール依存症），感染症・白血病

6　小児・学童期の疾患と栄養食事療法
食物アレルギー，先天性代謝異常，小児糖尿病，小児肥満

7　思春期・妊娠期の疾患と栄養食事療法
食思不振症，つわりと妊娠悪阻，妊娠高血圧症候群，妊娠糖尿病

8　成人期の疾患と栄養食事療法
メタボリックシンドローム，動脈硬化症，高尿酸血症・痛風

9　高齢期の疾患と栄養食事療法
咀嚼・嚥下障害，褥瘡，リウマチ・膠原病

10　消化器・術前術後・呼吸器・内分泌疾患の栄養食事療法
口腔食道疾患・胃腸疾患，術前術後，呼吸器疾患，内分泌疾患

株式会社　建帛社
KENPAKUSHA

〒112-0011　東京都文京区千石4-2-15
Tel：03-3944-2611／Fax：03-3946-4377／http://www.kenpakusha.co.jp/